Emde / Riedel

Anthropsophische Arzneimittel

Für die **Kitteltasche**

Emde / Riedel

# Anthroposophische Arzneimittel

## Beratungsempfehlungen für die Selbstmedikation

Birgit Emde, Ismaning

Juliane Riedel, Odenthal

2., überarbeitete und erweiterte Auflage

Mit 2 Abbildungen, 160 Tabellen

Wissenschaftliche Verlagsgesellschaft Stuttgart

**Zuschriften an**
lektorat@dav-medien.de

**Anschriften der Autoren**
birgitemde@live.de riedel.juliane@t-online.de



Bibliografische Information der Deutschen Nationalbibliothek
Die Deutsche Nationalbibliothek verzeichnet diese Publikation in der Deutschen Nationalbibliografie; detaillierte bibliografische Daten sind im Internet über https://portal.dnb.de abrufbar.



2., überarbeitete und erweiterte Auflage 2020
ISBN 978-3-8047-3620-7 (Print)
ISBN 978-3-8047-4151-5 (E-Book, PDF)


Birkenwaldstraße 44, 70191 Stuttgart
www.wissenschaftliche-verlagsgesellschaft.de

Printed in Germany

Satz: primustype Hurler GmbH, Notzingen
Druck und Bindung: Druckerei Kösel, Krugzell
Umschlaggestaltung: deblik, Berlin
Umschlagabbildung: Scisetti Alfio/schutterstock

## Geleitwort

Liebe Leserinnen und Leser,
welche Arzneimittel und äußeren Anwendungen der anthroposophischen Medizin bewähren sich in der Beratung erfahrener und engagierter Apothekerinnen? Das vorliegende Kitteltaschenbuch gibt darauf klar strukturierte, nachvollziehbare und praxistaugliche Antworten. Die 2., weiterentwickelte Auflage präsentiert in prägnanter und übersichtlicher Form die Gesichtspunkte und Informationen, die bei 60 häufigen Krankheits- und Beschwerdebildern hilfreich sind. Ausgewählte, breit einsetzbare Arzneimittel der Anthroposophischen Medizin werden in ihrer Indikation kurz charakterisiert und die notwendige Dosierung angegeben. Viele Patientinnen und Patienten wünschen in der Apotheke nicht nur Tipps und Beratung zur Arzneitherapie, sondern schätzen auch einen Hinweis, wie sie selbst zu ihrer Behandlung beitragen können. Diesem Bedürfnis kommen die Autorinnen mit ihrer Darstellung äußerer Anwendungen entgegen. Diese sind oft rasch wirksam und werden von vielen Patientinnen und Patienten sehr geschätzt. Auf diesem Feld liegt eine besondere Stärke der anthroposophischen Medizin. Sie finden dazu präzise Angaben zur Indikation und Durchführung und was in diesem Zusammenhang besonders zu beachten ist.

Viele Patienten schätzen dort, wo es möglich ist, eine ökologisch orientierte Medizin und Pharmazie. Anthroposophische Fertigarzneimittel werden unter Beachtung höchster Umweltstandards auf natürlich-biologischer Grundlage hergestellt. Ernstere Nebenwirkungen kommen bei korrekter Anwendung nicht vor. Unter dem Gesichtspunkt der Pharmakovigilanz können diese Arzneimittel eine sehr hohe Arzneimittelsicherheit beanspruchen. Es handelt sich oft um Kompositionsmittel, die für eine bestimmte Indikation entwickelt wurden.

Hinter diesen Arzneimitteln steht ein differenziertes Menschenbild, das es auch ermöglicht, sie in der Praxis indikationsbezogen einzusetzen und gleichzeitig individuelle Aspekte zu berücksichtigen. Das macht sie ideal geeignet für die Selbstmedikation. Es gibt aber auch Grenzen der Selbstmedikation. In einer professionellen Beratung ist es selbstverständlich,

auf diese Grenzen hinzuweisen. Auch darin werden Sie von diesem Kitteltaschenbuch zuverlässig unterstützt.
Mit dieser 2. Auflage ist es den Autorinnen Juliane Riedel und Birgit Emde gelungen, ihr bereits bewährtes Kitteltaschenbuch weiterzuentwickeln und für den täglichen Gebrauch in der Apotheke und im Rahmen der Selbstmedikation zu optimieren. Als langjährig tätiger anthroposophischer Arzt wünsche ich diesem Werk weite Verbreitung und regen Gebrauch.

München, Ostern 2020

Georg Soldner
Kinder- und Jugendarzt, Leiter der Akademie der Gesellschaft Anthroposophischer Ärzte in Deutschland, Stellvertretender Leiter der Medizinischen Sektion am Goetheanum, Dornach bei Basel

# Vorwort

Liebe Kolleginnen, liebe Kollegen, liebe Leserinnen, liebe Leser,
für unsere Kunden ist die öffentliche Apotheke ein Ort, an dem sie Anregungen für eine dauerhafte Gesundheit suchen. Eine qualitativ hochwertige Beratung geht weit über die Empfehlungen zur Behandlung einzelner Symptome hinaus, denn meist stehen die vom Kunden beschriebenen Beschwerden in einem größeren Verhältnis zum Gesamtorganismus. Die Kunst des Beratenden liegt in der Fähigkeit, zusammen mit dem Kunden herauszufinden, auf welchen Ebenen man den Organismus unterstützen kann, damit dieser zurück in das gesunde, stabile Gleichgewicht findet. Mithilfe der anthroposophischen Therapierichtung, die in diesem Jahr 2020 seit 100 Jahren besteht, kann man genau an dieser Stelle ansetzen, um die Kunden ganzheitlich zu stärken und zu versorgen.
In der 2. Auflage des komplett neu überarbeiteten Kitteltaschenbuchs Anthroposophische Arzneimittel haben wir einen besonderen Focus auf die Apothekenpraxis gelegt. Zu knapp 60 Indikationen werden die ganzheitlichen Zusammenhänge beschrieben, bewährte Arzneimittelempfehlungen für die innere und die äußere Therapie gegeben und in Anwendung und Wirkung beschrieben. Der Therapieansatz erklärt die Idee, die hinter den ausgewählten Arzneimitteln steckt und ermöglicht eine gezielte Auswahl im individuellen Fall. Die Fragen an den Kunden eröffnen ein ganzheitliches Kundengespräch, in dessen Verlauf der Beratende wichtige Informationen für weitere Empfehlungen erlangen kann. Statistisch kommt die Mehrheit der Kunden mit einer Rezeptverordnung in die Apotheken. Auch hier ist die ganzheitliche Beratung mit wertvollen Zusatzempfehlungen sinnvoll, da die meisten Verordnungen symptombezogen sind. In diesen Fällen bieten sich besonders die „Äußeren Anwendungen" ergänzend an, denen wir ein eigenes Kapitel mit zehn übersichtlich gestalteten Beschreibungen zur Indikation und Durchführungen gewidmet haben. Zum Verständnis der Anthroposophischen Arzneimittel haben wir vierzehn Kompositionen als Arzneimittelportraits erläutert. Sie geben einen kurzen Einblick in die Denkweise der Therapierichtung.

Hinweis: Das Buch richtet sich an Fachkreise. Bitte nutzen Sie für weitere Informationen zu Dosierung, Gegenanzeigen und Inhaltstoffen die Arzneimittelverzeichnisse und Informationen der Hersteller.
Zur Vereinfachung der Schreibweise und Lesart schließen männliche Berufsbezeichnungen männliche und weibliche Personen, die diesen Beruf ausüben, mit ein.

Wir danken der Wissenschaftlichen Verlagsgesellschaft und insbesondere Herrn Dr. Mohr und Frau Keller für die Unterstützung, Beratung und wertvolle Zusammenarbeit.
Wir hoffen nun, dass dieses Büchlein Sie in Ihrer kompetenten Beratung in der Apotheke unterstützt und Sie diesen „Schatz aus der Kitteltasche" häufig nutzen werden.
Viel Freude beim Lesen und beim Nachschlagen wünschen Ihnen

Ismaning — Birgit Emde
Odenthal, im Sommer 2020 — Juliane Riedel

# Inhaltsverzeichnis

## TEIL 3 ARZNEIMITTELPORTRAITS

## TEIL 4 ÄUSSERE ANWENDUNGEN UND WICKEL



## TEIL 5 ANHANG

# Abkürzungsverzeichnis

| | |
|---|---|
| cm | Zentimeter |
| EL | Esslöffel |
| Glob. | Globuli |
| kg | Kilogramm |
| Kps. | Kapseln |
| Lsg. | Lösung |
| m | Meter |
| ml | Milliliter |
| Msp. | Messerspitze |
| n. d. E. | nach dem Essen |
| NSS | Nerven-Sinnes-System |
| SGS | Stoffwechsel-Gliedmaßen-System |
| stündl. | stündlich |
| Supp. | Suppositorien, Zäpfchen |
| Tbl. | Tabletten |
| tägl. | täglich |
| TL | Teelöffel |
| Tr. | Tropfen |
| v. d. E. | vor dem Essen |
| v. d. S. | vor dem Schlafengehen |
| Wo. | Wochen |
| wöchentl. | wöchentlich |

# Teil 1
# Einführung

# Einführung in die Anthroposophische Medizin

Die Anthroposophische Medizin wurde in den 20er Jahren des letzten Jahrhunderts von Dr. phil. Rudolf Steiner und Dr. med. Ita Wegman begründet. Nach dem deutschen Arzneimittelgesetz zählt sie neben Phytotherapie und Homöopathie zu den „besonderen Therapierichtungen".

Sie basiert auf den Grundlagen der naturwissenschaftlich-orientierten Medizin und erweitert dieses Wissen um geisteswissenschaftliche Erkenntnismethoden. Sie berücksichtigt, was nach Maß, Zahl und Gewicht am Körper erforscht werden kann und bezieht zusätzlich die Seinsebenen **Leben**, **Seele** und **Geist** mit ein. Diese sind nach ihrem Selbstverständnis Grundlage für eine ganzheitliche Therapie. Der Mensch als Patient wird als aktiv mitwirkendes Individuum betrachtet.

Körper, Leben, Seele und Geist werden als die **vier Wesensglieder** (Seinsebenen) des Menschen beschrieben. Die Wesensglieder beschreiben vier Kräfte, die im menschlichen Organismus wirken. Materiell sind diese nicht zu erfassen, die Auswirkungen der Kräfte allerdings sind erlebbar.

Daneben existieren die Funktionsebenen Nerven-Sinnes-System, Rhythmisches System und Stoffwechsel-Gliedmaßen-System, die auch als **Dreigliederung** des Organismus bezeichnet werden.

In jeder Funktionsebene sind die vier Seinsebenen wirksam. So wird das Zusammenwirken von Körper, Leben, Seele oder Geist beispielsweise im Stoffwechsel-Gliedmaßen-System betrachtet, um die gesunde bzw. aus dem Gleichgewicht geratene Tendenz zu erkennen.

Nachfolgende Tabellen sollen einen Überblick über die verwendeten Begriffe dieses Buches geben.

## Aspekte der vier Wesensglieder

In der Literatur gibt es unterschiedliche Begriffe (◘ Tab. 1) für die Wesensglieder.

Rudolf Steiner verwendete ursprünglich die Bezeichnungen Physischer Leib, Ätherleib, Astralleib und ICH-Organisation.

Die **physische Organisation** stellt die Stoffeswelt des Menschen dar. Sie beinhaltet sinnlich wahrnehmbare Substanzen, die den Gesetzen der

Tab. 1 Die vier Wesensglieder des Menschen

| Vier Wesensglieder | Ihre Wirkung im Organismus des Menschen | Beispiele (aus dem Text/Indikationen) |
|---|---|---|
| ICH-Organisation: ICH-Kräfte | Wärmeverteilung, Wärmedurchdringung, Gestaltung, Integration, Form | Wärmedurchdringung des gesamten Organismus (z. B. Schleimhaut/Haut), Formkraft der Haut und Schleimhaut, ICH-Kräfte für den eigenen „Standpunkt", ICH-Kräfte im Immunsystem |
| Empfindungsorganisation: Empfindungsleib, Seelenleib, Astralleib | Ausscheidung, Einscheidung, Differenzierung, aktive Atmung, Bewegung, Sympathie-Antipathie, Tonus, Abbau | Abbaukräfte am Tag, Abbaukräfte im Stress, Abbaukräfte die zur Erschöpfung führen, Abbaukräfte in der Verdauung, Abbaukräfte der 2. Zyklushälfte |
| Lebensorganisation: Lebensleib, Ätherleib | Stoffwechsel, Wachstum, Regeneration, Reproduktion, Turgor, Zirkulation, Aufbau | Aufbaukräfte der Schleimhaut und Haut, Aufbaukräfte in der Leber, Aufbaukräfte des Drüsengewebes, Aufbaukräfte der 1. Zyklushälfte |
| Physische Organisation: Physischer Leib | Substanz, Statik, Gewicht | |

Physik und der Chemie folgen. Ohne das Wirken der weiteren Wesensglieder würde der physische Leib zerfallen.

Die **Lebensorganisation** belebt die Substanzen des physischen Leibes. Dynamische Lebensprozesse, welche sich durch Regeneration (Aufbaukräfte), Zirkulation, Wachstum und Vererbung zeigen, werden vom Lebens- bzw. Ätherleib vermittelt.

Mit der **Empfindungsorganisation** kommen zu den Lebenskräften Bewusstsein, Bewegung und seelische Regungen wie Sympathie und Antipathie, Freude, Leid, Hunger oder Durst hinzu. Mimik, Gestik oder Muskelanspannungen sind Beispiele für den Ausdruck des Astralleibes.

Die **ICH-Organisation** macht den Menschen zu einem individuellen Wesen, sie präsentiert das Geistige im Menschen. Durch Sprache, Haltung, Kreativität oder Biographie zeigt sich die Kraft der ICH-Organisation. Auch das Maß an Wärmedurchdringung des Menschen ist ein Ausdruck der ICH-Organisation: kann der Mensch sich z. B. für eine Idee begeistern oder erwärmen, so steigt messbar die Körpertemperatur.

## Die funktionelle Dreigliederung des Organismus

Die funktionelle Dreigliederung beschreibt zwei gegensätzliche Pole im menschlichen Organismus, die durch eine ausgleichende Mitte miteinander verbunden sind. Es gilt, die polaren Ebenen über eine gesunde Mitte zu verbinden(◘ Abb. 1).

Die polaren Ebenen sind das Nerven-Sinnes-System und das Stoffwechsel-Gliedmaßen-System, die ausgleichende Mitte bildet das Rhythmische System (◘ Tab. 2).

Das **Nerven-Sinnes-System** dient der Wahrnehmung und dem Denken. Dafür braucht es Wachheit und eine eher kühle Umgebung (beim Denken einen kühlen Kopf bewahren). Die Arbeit des Nerven-Sinnes-Systems ist mit Abbauaktivitäten verbunden. Messbar sind beispielsweise abbauende Potenziale bei der Weiterleitung von Nervenreizen. Überlange Wachphasen bringen den Menschen dazu, insgesamt abzubauen.

Das **Stoffwechsel-Gliedmaßen-System** dient dem Aufbau. So baut die Leber als ein wichtiges Stoffwechselorgan vorwiegend nachts im Schlaf körpereigene Eiweiße und Kohlenhydrate auf. Stoffwechsel und auch Gliedmaßen brauchen Wärme, um gut zu funktionieren.

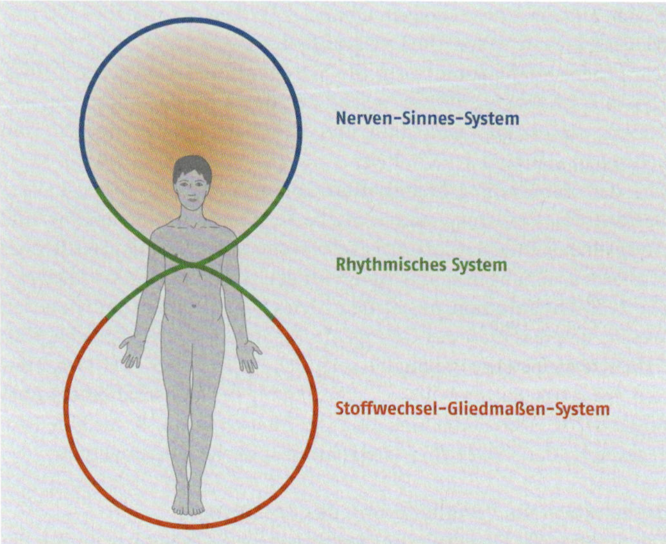


**Abb. 1** Funktionelle Dreigliederung des Menschen

**Tab. 2** Funktion und Eigenschaften der Dreigliederung

| Dreigliederung | Aufgaben | Eigenschaften |
|---|---|---|
| **Nerven-Sinnes-System (NSS)** | | |
| U. a. Gehirn, Sinnesorgane, Rückenmark, autonomes Nervensystem, periphere Nerven | Wahrnehmung, Reizleitung, Gestaltung, | Wachen, kühl, denken, strukturieren, Abbauprozesse |
| **Beispiele** (aus dem Text/Indikationen):<br>▪ überlastetes NSS im Stress,<br>▪ das Auge ist ein Organ des NSS,<br>▪ Kopfschmerzen, Migräne,<br>▪ Nervosität hängen mit einem überlasteten NSS zusammen. | | |

**Tab. 2** Funktion und Eigenschaften der Dreigliederung (Fortsetzung)

| Dreigliederung | Aufgaben | Eigenschaften |
|---|---|---|
| **Rhythmisches System (RS)** | | |
| U. a. Organe im Brustbereich/Blutgefäße, Blutdruck, Puls, Atmung, Wachstums- und Erneuerungsprozesse, Hormongeschehen | Atmung, Zirkulation | Träumen, neutral, fühlen, Ausgleichprozesse |
| **Beispiele** (aus dem Text/Indikationen):<br>■ Herzbeschwerden bei Stress,<br>■ unregelmäßiger Zyklus der Frau,<br>■ Prämenstruelles Syndrom,<br>■ Schlafstörungen. | | |
| **Stoffwechsel-Gliedmaßen-System (SGS)** | | |
| U. a. Eingeweide, Bauchorgane, Gliedmaßen, Fortpflanzungsorgane | Stoffwechsel, Bewegung, Auflösung | Schlafen, warm, wollen/tun, Aufbauprozesse |
| **Beispiele** (aus dem Text/Indikationen):<br>■ Regeneration der Haut,<br>■ Bindehautentzündung,<br>■ Blasenentzündung,<br>■ Urticaria,<br>■ Störung der Wärmeregulation bei Fieber,<br>■ geschwächter Stoffwechsel im Stress. | | |

Diese beiden unterschiedlichen Ebenen im Körper werden durch das **Rhythmische System** miteinander verbunden. Rhythmisch wechselnde Prozesse wie z. B. Einatmung und Ausatmung, Systole und Diastole, Verdichtung und Auflösung, Abbau und Aufbau charakterisieren diese

Ebene. Die Funktionen des Rhythmischen Systems schaffen durch den ständigen Wandel einen Ausgleich zwischen den Polen.
Alle drei Ebenen stehen im Gleichgewicht zueinander. Krankheiten entstehen durch Ungleichgewichte: Hat der Mensch einen heißen Kopf und kalte Füße, so ist das gesunde Gleichgewicht gestört. Eine Grippe kann die Folge sein.

### Gesundheit durch Gleichgewicht

In der Anthroposophischen Medizin wird Gesundheit als individuelle **Fähigkeit** gesehen, Krisen bzw. Krankheiten zu überwinden. Gesund sein und bleiben ist ein ständiger Balanceakt zwischen verschiedenen krankmachenden Tendenzen.
Krankheiten tendieren entweder

- in eine **entzündliche (auflösende) Richtung**, sie werden von Symptomen begleitet, die mit Wärme und Auflockerung von Gewebe bis hin zur Auflösung einhergehen (z. B. Sinusitis),
- oder in eine sogenannte **sklerotische (verhärtende) Richtung**, als sklerotische Erkrankungen in diesem Sinne betrachtet man Symptome, die mit Verhärtungen und Ablagerungen (z. B. Arteriosklerose) einhergehen.

Um gesund zu werden oder gesund zu bleiben, muss der Mensch die Mitte zwischen diesen beiden Polen halten. Anthroposophische Arzneimittel unterstützen den Organismus bei den Balanceprozessen (○ Abb. 2).

### Anthroposophische Arzneimittel

Der Arzneimittelschatz der Anthroposophischen Medizin umfasst Ausgangssubstanzen mineralischer, pflanzlicher und tierischer Herkunft, die nach besonderen Verfahren hergestellt werden.
Die Idee zu einem anthroposophischen Arzneimittel entwickelt sich aus der Erkenntnis verschiedener Naturprozesse:

- Welcher Krankheitsprozess liegt vor?
- Wie kann man die Krankheit mithilfe des anthroposophischen Menschenbildes verstehen?

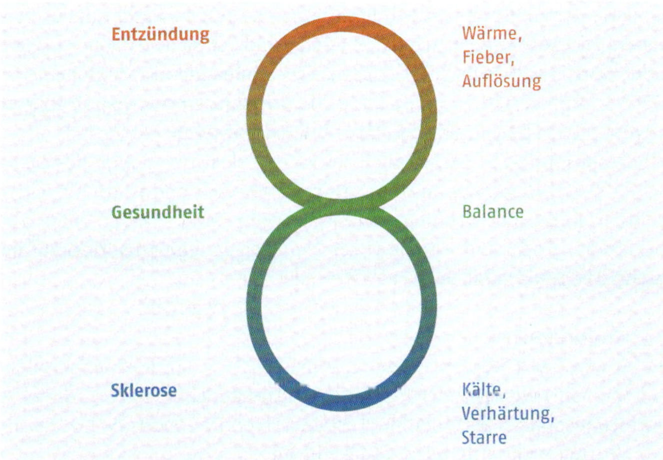
Entzündung
Wärme,
Fieber,
Auflösung
Gesundheit
Balance
Sklerose
Kälte,
Verhärtung,
Starre

**Abb. 2** Gesundheit durch Gleichgewicht

- Gibt es entsprechende Naturprozesse im Mineral-, Pflanzen- oder Tierreich?
- Wie kann man die Natursubstanz dem Menschen annähern, damit er einen Heilimpuls daraus erhalten kann?

## Pharmazeutischer Prozess

Um dem Menschen ein anthroposophisches Arzneimittel zugängig zu machen, unterliegen die Ausgangssubstanzen (z. B. Pflanze, Mineral) einem anthroposophisch-pharmazeutischen Prozess (z. B. Rhythmisierung, Potenzierung, Wärmeanwendung).

Die aus der Natur entnommene Substanz soll im menschlichen Organismus eine Heilwirkung im Sinne einer Selbstregulation hervorrufen. Der pharmazeutische Prozess stellt eine Verbindung zwischen dem Wesen der Natursubstanz und dem Menschen her. Er verwandelt die Substanz so, dass sie im Menschen die gewünschte Heilwirkung entfalten kann. Bei der Frage nach dem geeigneten Prozess spielt das therapeutische Ziel eine wesentliche Rolle.

So kann man beispielsweise durch spezifische Wärmeverfahren das therapeutische Ziel im menschlichen Organismus ansteuern: kalte Auszüge unterstützen den kalten Pol, den Nerven-Sinnes-Pol im Menschen. Ca. 37 °C warme Verfahren unterstützen das Rhythmische System. Heißauszüge sprechen den Stoffwechselpol im Organismus an.
Anthroposophische Arzneimittel stärken die Selbstregulation des Menschen durch Heilkräfte aus der Natur. Da Mensch und Natur aus einer gemeinsamen Entwicklung hervorgegangen sind, findet man für bestimmte Stoffe und Vorgänge der Naturreiche eine Entsprechung im menschlichen Organismus.

### Anwendungsarten

In diesem Buch werden innere und äußere Anwendungen empfohlen. Injektionen gehören in der Regel in ärztliche Hand.
Anthroposophische Arzneimittel mit mehreren Bestandteilen werden als Kompositionsmittel bezeichnet (Teil 3, Idee der Komposition). Häufig sind sie mit der Abkürzung „comp." oder der Endung „doron" gekennzeichnet. Die Gesamtwirkung ergibt sich aus dem Zusammenwirken der einzelnen Komponenten.
Für die bestmögliche Wirkung ist die Kombination innerer und äußerer Anwendungen empfehlenswert.

**Tab. 3** Anwendungsarten anthroposophischer Arzneimittel

| Anwendungsart | Darreichungsform |
|---|---|
| Innere Anwendung | Tropfen (Dilutionen), Globuli, Pulver (Triturationen), Tabletten, Suppositorien, Vaginaltabletten, Augentropfen, Ohrentropfen |
| Äußere Anwendung | Öle, Salben, Gele, Essenzen, Waschungen, Teil- und Vollbäder, Wickel, Auflagen |

## Darreichungsformen und Dosierung

Die hier angegeben Dosierungen sind für Erwachsene bestimmt, die Dosierung für Säuglinge und Kinder muss der jeweiligen Packungsbeilage entnommen werden.

**Tab. 4** Darreichungsformen und Dosierung (Erwachsene)

| Darreichungsform | Dosierung für Erwachsene, wenn nicht anders angegeben ... |
|---|---|
| Globuli, Streukügelchen, Tabletten, Kapseln | 3 × 10–15 Glob. einnehmen, unter der Zunge zergehen lassen, Tabletten/Kapseln laut Packungsbeilage einnehmen |
| Pulver, Triturationen | 2–3 × tägl. eine Msp. einnehmen, Pulver zum Gurgeln nach Anleitung mit dem beigefügten Dosierlöffel in warmem Wasser suspendieren |
| Augentropfen | 3 × tägl. 1 Tr. in den Bindehautsack eintropfen |
| Ohrentropfen | Anwendung laut Packungsbeilage |
| Zäpfchen, Vaginaltabletten | 1–2 × tägl. 1 Supp. in den Mastdarm einführen, Vaginaltabletten laut Packungsbeilage |
| Salben, Gel | 2–3 × tägl. dünn auf die Haut auftragen |
| Essenzen | Laut Packungsbeilage verdünnen und 2–3 × tägl. zu Umschlägen oder Spülungen verwenden |
| Öle, ölige Einreibungen | 1–2 × tägl. in die Haut einreiben |
| Rh-Dilutionen (wässrig), Dilutionen (alkoholisch) | 1–3 × tägl. 15 Tr. einnehmen, CAVE: Bei alkoholhaltigen Tropfen ist die Dosisanpassung für Kinder besonders zu beachten! |

# Teil 2
# Indikationen

# Akne

**Verwandte Indikationen:** Verdauungsbeschwerden, prämenstruelles Syndrom, Furunkel.

## Symptome

- Entzündungen der Haarbalgdrüsen (Haarfollikel) häufig im Gesicht, an Schultern, Oberarmen, Dekolleté und oberem Rücken.
- Vermehrte Talgabsonderung (Seborrhö).
- Entstehung von Komedonen („Mitesser"), Papeln, Pusteln, Knoten.

## Ganzheitliche Zusammenhänge

Die Haut wird auch als „3. Niere" bezeichnet, weil sie Leber und Nieren in ihren Entgiftungsprozessen unterstützt. Die dabei entstehenden Ausscheidungsprodukte können die Haut reizen und zu Entzündungsprozessen führen.

In körperlichen und seelischen Umbruchssituationen, wie es zum Beispiel in der Pubertät der Fall ist, verändert sich der Stoffwechsel. Leber und Nieren sind jetzt stark gefordert.

Haarbalge und dazugehörige Talgdrüsen sind Orte des intensiven aufbauenden Stoffwechsels. Schießen die Aufbauprozesse dort über das normale Maß hinaus, kann eine Entzündungsneigung entstehen. Das Überangebot an Wärme und Lebenskraft bietet Erregern (meist Staphylokokken) einen guten Nährboden. Sie besiedeln den Haarbalg, eitrige Entzündungen in Form von Pusteln, Pickeln, Furunkeln oder auch Abszesse entstehen.

Sinnvoll ist eine innerliche Behandlung zur Entlastung der Verdauungsorgane und eine Anregung der Ausscheidungs- und Stoffwechselprozesse.

## Arzneimittelempfehlungen

### Innere Therapie (oral)

| Mittel | Anwendung Erwachsene/Tag | Wirkung |
|---|---|---|
| Akne-Kapseln (Wala) | Morgens: 1 Kps., abends: 2 Kps., Empfehlung: 1–2 Monate einnehmen, 1 Monat Pause (Rhythmische Einnahme) | Nachhaltige Regulierung der übersteigerten Stoffwechselprozesse der Haut |
| Hepatodoron® Tbl. (Weleda) im Wechsel mit Choleodoron® Mischung (Weleda) | Abends: 4 Tbl. Hepatodoron gut zerkaut einnehmen | Anregung der nächtlichen Aufbauprozesse in der Leber |
| | Tagsüber: 15 Tr. Choledoron n. d. E. | Anregung der abbauenden Prozesse der Galle tagsüber |
| Nierentonikum Sirup (Wala) | 2–3 × 1 TL v. d. E. | Unterstützung der Ausscheidungsprozesse der Nieren |
| Bitter Elixier Sirup (Wala) | 2–3 × 1 EL v. d. E. mit wenig Wasser verdünnt einnehmen | Anregung von Sekretion und Motilität zur Stärkung der Verdauungstätigkeit |

## Äußere Therapie/Sonstige

| Mittel | Anwendung Erwachsene/Tag | Wirkung |
|---|---|---|
| Mercurialis Salbe (Wala)<br><br>Mercurialis perennis 10 % Salbe (Weleda) | Dünn auf entzündete Pusteln auftragen | Förderung des Einschmelzens der Eiterherde („Zugsalbe") und dadurch ein schnelleres Abklingen der Entzündung |
| Wala Akne-Serie: Gesichtsdampfbad, Maske, Akne-Wasser | Nach Packungsbeilage | Herstellung des natürlichen Hautgleichgewichts, antientzündlich |
| Narben Gel (Wala) | 1–2 × dünn einreiben | Bei frühzeitiger Anwendung Verringerung der Narbenbildung,<br>fördert das Abklingen der Rötung,<br>wirkt Nabenverhärtung auch bei älteren Narben entgegen |
| Velan Reine Haut Wasch-Lotion (Velan Skincare GmbH),<br>Velan Reine Haut Akut-Gel (Velan Skincare GmbH) | Tägliche Reinigung der Haut bzw. mehrmals täglich gezielt auf Hautunreinheiten auftragen | Unterstützung der Schutzfunktion der Haut,<br>Aufweichung verhornter Talgdrüsen,<br>Klärung und Erfrischung des Hautbildes |
| Weleda Pflegeserie für unreine Haut „Naturally Clear" | Reinigung, Pflege, SOS Hilfe | Zur täglichen Pflege der Haut |

## Apothekenpraxis

### Therapieansatz

- Es wird eine gleichzeitige Therapie von innen und von außen empfohlen.
- Stärkung der Stoffwechselprozesse von innen über den Verdauungstrakt, Leber, Galle und Niere.
- Lokale Beruhigung und milde Reinigung der Haut.
- Antientzündliche Behandlung.

### Fragen an den Kunden

- Gab es Änderungen im Alltag, z. B. Stress, Einnahme von Medikamenten, Ernährungsumstellung?
- Wie ist die tägliche Pflege der Haut?
- Wird Make-up verwendet?
- Wird die Akne als Belastung empfunden?

### Anthroposophische Therapieergänzung sinnvoll bei:

- Antibabypille.
- Antibiotika.
- Aknetherapeutika zur äußeren Anwendung.

### Zusatzhinweise

- Pickel nicht selber ausdrücken.
- Regelmäßige, professionelle Kosmetikbehandlung (Beispiel: mit Dr. Hauschka).
- Auf gesunde Ernährung achten.
- Sonnenlicht im vernünftigen Maße ist heilsam.
- Bewegung an der frischen Luft.

## Grenzen der Selbstmedikation

- Stark entzündete Pickel mit Gefahr der bakteriellen Superinfektion.
- Akne als Nebenwirkung von Arzneimitteln (Steroide, Gestagene, Chloroquin) sollte ärztlich abgeklärt werden.

## Allergische Hautreaktionen

**Verwandte Indikationen:** Ekzem/Neurodermitis, Juckreiz, Insektenstiche, Sonnenallergie, Sonnenbrand.

### Symptome

- Juckreiz an Haut und Schleimhäuten.
- Schmerzen, Schwellungen, Rötungen an Haut und Schleimhaut.
- Ausschlag und Quaddeln am ganzen Körper oder nur lokal.
- Abgeschlagenheit, Müdigkeit mit Konzentrationsschwäche.

### Ganzheitliche Zusammenhänge

Die Haut schließt den Organismus nach außen hin ab. Sie schützt vor äußeren Einflüssen wie Mikroben, Wind oder Sonnenstrahlung. Sie bewahrt die Feuchtigkeit und gleicht Temperaturschwankungen zwischen dem inneren Organismus und der Außenwelt aus.

Im gesunden Zustand hält sie das Gleichgewicht zwischen den von innen nach außen strebenden Aufbau- und Stoffkräften und den von außen nach innen wirkenden Abbau- bzw. Formkräften. Dieses Gleichgewicht wird über die übergeordnete ICH-Organisation gesteuert.

Allergische Hautreaktionen sind der Ausdruck einer Störung dieses Gleichgewichts. Die Haut kann sich nicht mehr genügend abgrenzen. Sie verliert kurzfristig die Kontrolle über ihre Formkräfte und reagiert mit einem Überschießen der von innen nach außen wirkenden Stoffkräfte. Ein messbares Stoffwechselprodukt ist hier das Histamin. Es macht das Gewebe durchlässiger und löst Grenzen auf. Quaddeln, Schwellungen und Juckreiz entstehen. Der folgende Entzündungsprozess ist als Versuch der Selbstregulation zu verstehen, damit die Haut wieder zurück in ihr stabiles Gleichgewicht gelangt.

Die Labilität des Hautgleichgewichts kann konstitutionelle Ursachen haben oder durch Noxen verursacht werden. Auch seelische Ursachen können die Stabilität des Hautgleichgewichts beeinflussen.

## Arzneimittelempfehlungen

| Mittel | Anwendung Erwachsene/Tag | Wirkung |
|---|---|---|
| Calcium Quercus Globuli velati (Wala) | Akut: bis 5 × 10 Glob., Basistherapie: 3 × 10 Glob. | Gefäßabdichtend, antiallergisch, stabilisiert die Abgrenzungsfunktion der Haut |
| Urtica comp. Globuli velati (Wala) | Akut: bis 5 × 10 Glob., Basistherapie: 3 × 10 Glob. | Juckreizstillend, beruhigend, besonders bei starkem Juckreiz |
| Hepatodoron® Tbl. (Weleda) | Morgens 2 Tbl., abends 4 Tbl. gut zerkaut einnehmen | Hautentlastend durch konstitutionelle Unterstützung der Leber in ihrer Aufbaufunktion |
| Amara Tropfen (Weleda) | 3 × 10–15 Tr. mit Wasser verdünnt einnehmen | Hautstabilisierend durch Regulierung der abbauenden Verdauungsfunktionen, Stärkung des Mikrobioms, konstitutionelle Therapie |
| Gentiana lutea ethanolisches Decoctum 5 % (Weleda) | 3–4 × 5–10 Tr. v. d. E. | Stärkung der Verdauungstätigkeit zur Stabilisierung des Hautgleichgewichts, Unterstützung des Immunsystems über den Darm |

### Äußere Therapie/Sonstige

| Mittel | Anwendung Erwachsene/Tag | Wirkung |
|---|---|---|
| Combudoron® Gel (Weleda), Wund- und Brandgel (Wala) | Dünn auf die betroffenen Stellen auftragen und antrocknen lassen | Juckreizstillend, entzündungshemmend, antiallergisch |
| Silicea colloidalis comp. Hautgel (Wala) | 2–3 × dünn auftragen | Juckreizstillend bei nässenden Hautreaktionen, kühlend, stärkt die Abgrenzungsfunktion der Haut |



#### Apothekenpraxis

**Therapieansatz**

- Die Haut wird in ihrer Abgrenzungsfunktion von innen und außen gestärkt.
- Juckreiz und Exantheme werden von innen und außen abgeschwächt.
- Hautentlastung über die Regulierung der Leber.
- Durch die Einnahme von Bitterstoffen lässt sich das Immunsystem positiv beeinflussen.

**Fragen an den Kunden**

- Treten die Beschwerden im zeitlichen Zusammenhang mit Alltagssituationen oder Lebensmitteln auf? Tipp: (Ernährungs)Tagebuch führen.
- Sind Probleme mit dem Darm oder der Verdauung bekannt?
- Werden Medikamente eingenommen, die photosenibilisierend sind?

**Anthroposophische Therapieergänzung sinnvoll bei:**

- Cortisonhaltigen Arzneimitteln (intern, extern).
- Antiallergika.
- Sonnenschutzpräparaten.

**Zusatzhinweise**

- Allergenkontakt meiden.
- Wäsche nicht im Freien trocknen (Pollenflug kann allergische Hautreaktionen verursachen).

## Grenzen der Selbstmedikation

- Starke und akute Beschwerden mit großflächiger Ausbreitung und generalisierte allergische Reaktion.
- Quincke-Ödem.
- Starke Beschwerden mit asthmatischen Begleiterscheinungen.

## Aphthen

**Verwandte Indikationen:** Stress, Infektanfälligkeit, Verdauungsbeschwerden, Lippenherpes, Zahnfleischentzündungen.

### Symptome

- Schmerzhafte Bläschen im Mundraum.
- Vermehrter Speichelfluss.
- Bis linsengroße Defekte an der Mundschleimhaut und an der Zunge.
- Vorstufen: Druckstellen, Schwellungen, Verletzung der Mundschleimhaut.



### Ganzheitliche Zusammenhänge

Die Mundschleimhaut kleidet die Mundhöhle aus. Sie besitzt viele speichel- und schleimbildende Drüsen und ist somit stark stoffwechselaktiv. Im gesunden Zustand hält sie das Gleichgewicht zwischen den von innen nach außen strebenden Aufbau- und Stoffkräften und den von außen nach innen wirkenden Abbau- bzw. Formkräften. Dieses Gleichgewicht wird von der übergeordneten ICH-Organisation gesteuert.

Für das gesunde Gleichgewicht der Mundschleimhaut spielt das Milieu eine entscheidende Rolle. Eine gesunde Vielfalt verschiedenster Mikroorganismen unterstützt die für Fremderreger undurchdringliche Grenze. Das Milieu der Mundschleimhaut reagiert empfindlich auf Stress, geschwächte Immunkräfte oder auch mangelnde Mundhygiene. Das Schleimhautgewebe wird durchlässiger und löst Grenzen auf. Der folgende Entzündungsprozess ist als Versuch der Selbstregulation zu verstehen, damit die Haut wieder zurück in ihr stabiles Gleichgewicht gelangt.

## Innere Therapie (oral)

| Mittel | Anwendung Erwachsene/Tag | Wirkung |
|---|---|---|
| Apis/Belladonna cum Mercurio Globuli velati (Wala) | Akut: 1–2-stündl. 10 Glob., anschließend 3 × 10 Glob. | Reguliert akute und chronisch entzündliche Prozesse an der Mundschleimhaut |
| Meteoreisen Globuli velati (Wala) | 1 × 10 Glob. über 2–3 Monate | Stärkt das Immunsystem bei stressassoziierten Mundschleimhautbeschwerden |
| Bitterstoffe z. B.: Amara Tropfen (Weleda), Gentiana lutea ethanolisches Decoctum 5 % (Weleda) | 3 × tägl. Einzeldosis. mit Wasser verdünnt einnehmen, | Schleimhautstabilisierend durch Regulierung der abbauenden Verdauungsfunktionen, Stärkung des Mikrobioms, konstitutionelle Therapie |

## Äußere Therapie/Sonstige

| Mittel | Anwendung Erwachsene/Tag | Wirkung |
|---|---|---|
| Calendula-Essenz (Wala/Weleda) | Verdünnt laut Packungsbeilage als Spülung – mehrmals tgl. n. d. E., unverdünnt auf einzelne Stellen auftragen (mit Wattestäbchen) | Entzündungshemmend, wundheilungsfördernd |

| Mittel | Anwendung Erwachsene/Tag | Wirkung |
|---|---|---|
| Ratanhia comp. Lösung (Weleda), Weleda Ratanhia Mundwasser Konzentrat | Mehrmals tgl. 15 Tr. auf ein halbes Glas Wasser geben und den Mund spülen, Anwendung auch unverdünnt möglich als Intensivbehandlung einzelner Stellen | Adstringierend, entzündungshemmend, abgrenzungsfördernd |
| Mundbalsam flüssig (Wala)<br>Mundbalsam Gel (Wala) | Mehrmals tgl. auf die betroffenen Stellen auftragen, Mundbalsam flüssig verdünnt für Spülungen lt. Packungsbeilage | Entzündungshemmend, schmerzstillend bei pulsierenden Schmerzen, wirkt einem entzündlichen Abbau des Zahnfleisches entgegen |



## Apothekenpraxis

### Therapieansatz

- Adstringierende, entzündungshemmende Behandlung der Schleimhaut von außen.
- Regulierung der entzündlichen Prozesse von innen.
- Stärkung der Schleimhautstabilität über das Immunsystem.

### Fragen an den Kunden

- Wie gestaltet sich die tägliche Mundhygiene (Zahnseide, Munddusche etc.)?
- Wie gut ist im Moment Ihre Immunabwehr?
  - Haben Sie einen Infekt hinter sich oder fühlen sich krank?
  - Leiden Sie unter Stress?

- Gibt es Speisen, die die Mundschleimhaut gereizt haben?
- Werden dritte Zähne oder eine Zahnspange getragen?
- Hatten Sie kürzlich eine Behandlung beim Zahnarzt?
- Liegen andere Erkrankungen vor, z. B. Mundfäule?
- Wird onkologisch behandelt?
- Wird stark geraucht?

**Anthroposophische Therapieergänzung sinnvoll bei:**
- Lokalen Antiseptika.
- Lokalanästhetika.
- Lokalen Corticoiden.
- Kamillentinktur.
- Salbeitee, Salbeitinktur.

**Zusatzhinweise**
- Reizung der Schleimhaut durch Nahrungsmittel (z. B. Säure) meiden.
- Nach dem Essen Wasser trinken bzw. den Mund spülen (Kamillen- oder Salbeitee).
- Sole-Zahncreme verwenden zur Stärkung der Schleimhaut, z. B. Weleda.
- Regelmäßige professionelle Zahnreinigung.
- Mundspülungen mit verdünnter Calendula-Essenz sind sehr gut geeignet bei Beschwerden, die im Rahmen einer Chemotherapie auftreten.

## Grenzen der Selbstmedikation
- Patienten, deren Immunsystem supprimiert ist.
- Immer wiederkehrende Affektionen.
- Stark eitrige Entzündungen oder Geschwüre.
- Starke Entzündungsprozesse können zu Herzerkrankungen führen.
- Bei therapieresistenter Zahnfleischentzündung Zuckerkrankheit ausschließen bzw. besser einstellen.

## Appetitlosigkeit

**Verwandte Indikationen:** Erbrechen, Übelkeit, Verdauungsbeschwerden, Infektanfälligkeit, Halsschmerzen, Stress.

### Symptome

- Geringes Bedürfnis nach Nahrungsaufnahme.
- Abneigung gegen Nahrungsmittel.

### Ganzheitliche Zusammenhänge

Unter Appetit versteht man ein lustvolles Verlangen des Organismus z. B. auf bestimmte Speisen. Dieses Verlangen wird von der seelischen Ebene aus gesteuert, der Empfindungsorganisation. Hunger dagegen ist ein physiologisch gesteuerter Prozess, der durch einen substanziellen Mangel hervorgerufen wird.

Ein gesunder Appetit drückt aus, dass die Empfindungsorganisation tief in die Verdauungsvorgänge hineinwirkt. Dort steuert diese auch die Sekretionsvorgänge in den Verdauungsorganen, die für Zerkleinerung der Nahrung nötig ist.

Bestimmte Umstände oder Erkrankungen schwächen den Appetit. Hier greift die Empfindungsorganisation nicht tief genug in den Organismus ein. Dies kann bei Stress, Depressionen oder Tumorerkrankungen der Fall sein. Auch Entzündungsreaktionen, z. B. eine Gastritis, Gastroenteritis, Mandelentzündung, Parasitenbefall oder ähnliches vermindern das Eingreifen der Empfindungsorganisation. Bei seelischen Belastungen und großer Freude ist die Empfindungsorganisation an anderer Stelle überaktiv, sodass auch hier der Appetit geschwächt ist.

## Arzneimittelempfehlungen

### Innere Therapie (oral)

| Mittel | Anwendung Erwachsene/Tag | Wirkung |
|---|---|---|
| Amara Tropfen (Weleda) | 15 Tr. v. d. E. mit wenig Wasser verdünnt einnehmen | Anregung des Geschmacksinns, Steuerung von Sekretion und Motilität, gut geeignet als Konstitutionsmittel |
| Bitter Elixier Sirup (Wala) | 1–3 × 1 EL v. d. E. mit wenig Wasser verdünnt einnehmen | Anregung des Geschmacksinns, Steuerung von Sekretion und Motilität, gut geeignet als Konstitutionsmittel |
| Gentiana Magen Globuli velati (Wala) | 3 × 10 Glob. | Anregung des Geschmacksinns, Steuerung von Sekretion und Motilität, gut geeignet als Konstitutionsmittel, gute Komposition bei gleichzeitiger Übelkeit |

## Apothekenpraxis

### Therapieansatz

- Behandlung mit Bitterstoffen:
  - Bitterstoffe lassen „das Wasser im Munde" zusammenlaufen.
  - Bitterstoffe wecken den Appetit und die Lust auf Nahrungsaufnahme.
  - Bitterstoffe regen den Geschmackssinn an.
  - Bitterstoffe helfen bei der Steuerung von Sekretions- und Resorptionsvorgängen.
  - Bitterstoffe sorgen auch für eine bessere Durchblutung der Darmschleimhaut.
  - Bitterstoffe wirken immunregulierend.

### Fragen an den Kunden

- Liegen Symptome vor, die auf eine Magen-Darm-Infektion schließen lassen?
- Welche Medikamente werden eingenommen?
- Liegen seelische Ausnahmesituationen (Trauer, Depression, Prüfung ...) vor?

### Anthroposophische Therapieergänzung sinnvoll bei:

- Multivitaminpräparaten.

### Zusatzhinweise

- Über den Tag verteilt mehrere kleine Mahlzeiten essen.
- Bekömmliche, schmackhafte und abwechslungsreiche Kost wählen.
- Geschmackvoll angerichtete Speisen („Das Auge isst mit").
- Bewegung an der frischen Luft fördert den Appetit.

## Grenzen der Selbstmedikation

- Unerklärliche, über einen längeren Zeitraum anhaltende Appetitlosigkeit.
- Starker Gewichtsverlust.
- Essstörungen.

## Arthrose/Arthritis

**Verwandte Indikationen:** Rückenschmerzen, Erschöpfung/Rekonvaleszenz, Muskelschmerzen, Verspannungen/Nackenschmerzen, Prellung/Verstauchung/Zerrung/stumpfe Verletzungen.

### Symptome

- Gelenkschmerzen durch Belastung, Gelenksteifigkeit nach Ruhe.
- Bewegungseinschränkung.
- Heiße und geschwollene Gelenke.
- Gelenkdeformation.
- Verschlimmerung bei Wetterwechsel.
- Störung des Wärmehaushalts im ganzen Menschen: häufiges Frösteln aber auch innere Hitze.

### Ganzheitliche Zusammenhänge

Ein Gelenk verbindet Knochen flexibel miteinander. Damit eine reibungslose Bewegung möglich wird, sind die Knochenenden von Knorpelgewebe überzogen. Die Gelenke befinden sich in einer abgeschlossenen Gelenkhöhle, welche mit Flüssigkeit gefüllt ist.

Alters- oder krankheitsbedingt kann es zu einer Veränderung oder Verminderung der Gelenkflüssigkeit kommen. Schmerzen und Entzündungen treten durch Reibung der Knorpel aneinander, durch Fehlbelastungen bzw. Verletzungen oder durch eine Abnahme der Knorpelmasse auf. Die Anthroposophische Medizin spricht bei einer Entzündung von „Verdauungsprozessen (Aktivität, Auflösung, Wärme) am falschen Ort“, der Organismus versucht, die Störung zu beseitigen. Dabei kann sich das Knorpelgewebe verändern, es kommt zu Deformationen und in der Folge zu weiteren Schmerzen und Entzündungen, der Verlauf wird chronisch. Die ordnende ICH-Organisation verliert hier die Kontrolle, die Empfindungsorganisation (Schmerzen) greift zu tief in den Organismus ein.

## Arzneimittelempfehlungen

### Innere Therapie (oral)

| Mittel | Anwendung Erwachsene/Tag | Wirkung |
|---|---|---|
| Cartilago/Mandragora comp. Globuli velati (Wala) | 1–3 × 10 Glob. | Schmerzlindernd bei Arthrose im entzündlichen Stadium |
| Equisetum/Stannum Globuli velati (Wala) | 3–5 × 10 Glob. | Ausgleichend bei Neigung zu Gelenkerguss |
| Cartilago comp. Globuli velati (Wala) | 3 × 10 Glob., Dauertherapie: abends 10 Glob. | Regt die Regenerationskräfte des Gelenks an, besonders für die Dauertherapie im chronischen Stadium der Arthrose geeignet |
| Nierentonikum Sirup (Wala) | 2–3 × 1 TL Sirup, unverdünnt oder verdünnt einnehmen | Anregung der Ausscheidungsfunktion der Nieren, u. a. bei rheumatischen Erkrankungen |

### Äußere Therapie/Sonstige

| Mittel | Anwendung Erwachsene/Tag | Wirkung |
|---|---|---|
| Cartilago/Mandragora comp. Salbe (Wala) | Betroffene Gelenke 1–2 × einreiben, Salbenauflage über Nacht | Schmerzlindernd und entzündungshemmend bei entzündlichen Gelenkbeschwerden, besonders im akuten Stadium |

| Mittel | Anwendung Erwachsene/Tag | Wirkung |
|---|---|---|
| Cartilago comp. Salbe (Wala) | Betroffene Gelenke 1–2 × einreiben, Salbenauflage über Nacht | Schmerzregulierend als Basismittel bei chronischen Gelenkerkrankungen |
| Arnica comp./ Formica Salbe (Weleda) | Betroffene Gelenke 2–3 × einreiben, Salbenauflage über Nacht | Schmerzlindernd, entzündungshemmend |
| Birken Rheumaöl mit/ohne Arnika (Wala), auch als Rheuma-Badeöl (Wala) erhältlich | Betroffene Gelenke 1–2 × einreiben | Wirkt ausscheidungsfördernd und aktiviert den Gelenkstoffwechsel, Anregung der Heilungsprozesse durch Wärme |
| Solum Öl (Wala), Solum Salbe (Wala), Solum Badezusatz (Wala) | Öl: betroffene Körperstelle 1–2 × einreiben, anschließend warmhalten, Salbe: für kleinflächige Anwendungen 1–2 × auftragen, Bad: Vollbad nach Anleitung | Durchwärmend und schmerzlindernd, stärkt die Abgrenzungsfähigkeit z. B. bei Wetterwechsel, bringt starr gewordene Lebensprozesse in Bewegung, z. B. bei der Einlagerung von Flüssigkeit in den Körpergeweben |
| Auflage mit Quark, ▶Teil 4 | 2–3 × tägl. | Kühlend, abschwellend, adstringieren, schmerzlindernd |

## Apothekenpraxis

### Therapieansatz

- Unterstützung der Aufbaukräfte, die u. a. die Gelenkflüssigkeiten versorgen und den Knorpel elastisch halten.
- Akute Entzündung regulieren, sodass ein übermäßiger Auflösungsprozess unterbleibt.
- Chronische Entzündungsprozesse werden gut begleitet und verlangsamt.
- Wärmeprozesse anregen, damit die ausgekühlten, von der ICH-Organisation nicht mehr voll durchdrungenen Bereiche wieder ergriffen werden können.
- Wärmeprozesse im Organismus ausgleichen und lokal kühlen oder wärmen.
- Schmerzen lindern.
- Ausleitungsprozesse über die Nieren anregen.

### Fragen an den Kunden

- Verschlimmern sich Ihre Symptome durch Kälte?
  - Äußerliche Wärmeanwendung (Öle und/oder Bad) zur Unterstützung des Gelenkstoffwechsels. (CAVE: nicht bei akuter Entzündung und Schwellung).
  - Wärmehülle durch Kleidung erhalten (z. B. Wolle, Angora).
- Sind die Gelenke geschwollen und heiß?
  - Keine unterkühlenden Anwendungen (Eispackungen). Besser sind: Körperwärme, Quark-Auflage.
- Rheumapatienten nach weiteren Beschwerden fragen, z. B. trockene Augen als Nebenwirkung von Arzneimitteln.

### Anthroposophische Therapieergänzung sinnvoll bei:

- NSAR-Rezepten.
- Wärmepflastern.
- Nahrungsergänzungsmittel im Zusammenhang mit Gelenkbeschwerden.

**Zusatzhinweise**

- Wärmehülle auf körperlicher, seelischer und geistiger Ebene pflegen.
- Bewegungstherapien, z. B. Heileurythmie, Physiotherapie, tägliche Gymnastik.
- Beweglichkeit der betroffenen Gelenke erhalten und fördern durch gelenkschonende Sportarten wie Schwimmen, Wandern, Walking, Radfahren u. a.
- Einseitige Belastungen vermeiden.
- Ernährung auf möglichst tierisch-eiweißfreie Kost umstellen (vegetarisch/vegan).
- Reduktion des Übergewichts zur Entlastung der Gelenke.

## Grenzen der Selbstmedikation

- Starke Schmerzen und Entzündungen.
- Bewegungsunfähigkeit.

## Augen, entzündete/Bindehautreizung/Gerstenkorn

**Verwandte Indikationen:** Heuschnupfen, Augen, trockene, Erkältung/Grippaler Infekt/Fieber, Schnupfen, Stress.

### Symptome

**Bindehautentzündung**

- Rötung des Auges.
- Brennen, Juckreiz.
- Vermehrte Tränenabsonderung, evtl. Eiter in den Augenwinkeln.
- Schwellung der Augenlider, Lidödeme.

**Gerstenkorn**

- Rötung und kugelige Schwellung am Lidrand und an den Lidranddrüsen.
- Druckschmerz.
- Kleine Eiteransammlung am Lidrand.

### Ganzheitliche Zusammenhänge

Das Auge gehört zu den Organen des Nerven-Sinnes-Systems. In den Sinnesorganen sind aufbauende Stoffwechselaktivitäten auf ein Minimum zurückgenommen.

Auf Reizungen des Auges, Zugluft, Überanstrengung, Infektionen der oberen Luftwege oder andere Auslöser reagiert die Bindehaut mit vermehrter Stoffwechsel- und Wärmeaktivität, sie „entzündet" sich. Durch die vermehrte Stoffwechselaktivität und die entstehende Wärme bildet sich im Augenmilieu ein guter Nährboden für Bakterien, Viren oder Pilze.

Die Anthroposophische Medizin spricht bei einer Entzündung von „Verdauungsprozessen (Aktivität, Auflösung, Wärme) am falschen Ort". Diese Form der Selbstregulation ermöglicht ein Verdauen eingedrungener Erreger.

Stellt sich das gesunde Verhältnis von Nerven-Sinnes-Prozessen und Stoffwechselprozessen im Augenmilieu wieder her, wird den Erregern

der Nährboden entzogen. Die Entzündung kann abklingen. Eine Stärkung der Abgrenzungsfähigkeit der Bindehaut erschwert eine erneute Besiedelung.
Bei einem Gerstenkorn (Hordeolum) handelt es sich um eine akute Infektion im Bereich der Talg- und Schweißdrüsen des Lidrandes, meist verursacht durch Staphylokokken.

## Arzneimittelempfehlungen

### Innere Therapie (oral)

| Mittel | Anwendung Erwachsene/Tag | Wirkung |
|---|---|---|
| Silicea comp. Globuli velati (Wala) | 3–6 × 10 Glob. | Antientzündlich, stabilisierend zur Rezidivprophylaxe |
| Calcium Quercus Globuli velati (Wala) | 1–3 × 10 Glob. | Stabilisierend auf die Schleimhautgrenze, Basisbehandlung bei allergischer Disposition |

### Äußere Therapie/Sonstige

| Mittel | Anwendung Erwachsene/Tag | Wirkung |
|---|---|---|
| Euphrasia Augentropfen Einzeldosen (Wala), Euphrasia D3 Augentropfen ED oder 10 ml (Weleda) | 1–3×1 Tr., akut: 1–2-stündl. | Juckreizstillend, reizlindernd, beruhigend, abschwellend, wirkt dämpfend und ausgleichend auf zu starke Stoffwechselprozesse am Auge, bei nicht bakteriellen Bindehautentzündungen und Allergie |

| Mittel | Anwendung Erwachsene/Tag | Wirkung |
|---|---|---|
| Echinacea Quarz comp. Augentropfen Einzeldosen (Wala) | 1–2-stündl. 1 Tr. | Schmerzlindernd, entzündungshemmend, bei stark ausgeprägter allergischer Bindehautreizung und/oder bei superinfizierter Bindehautentzündung |
| Calendula D4 Augentropfen (Weleda) | 1–5×1 Tr. | Entzündungshemmend bei eitriger Bindehautentzündung, wundheilundsfördernd |
| Euphrasia comp. Augensalbe (Weleda) | Mehrmals tgl. und zur Nacht | Schmerzlindernd, juckreizstillend, entzündungshemmend und fördert den Heilungsprozess, bei Bindehautentzündung und Gerstenkorn |



## Apothekenpraxis

### Therapieansatz

- Die vermehrte Stoffwechseltätigkeit am Auge wird reduziert, um den Erregern den Nährboden zu entziehen (z. B. Euphrasia).
- Wiederherstellung und Stabilisierung der gesunden Bindehautfunktion (z. B. Quarz).
- Entzündungshemmung und Förderung der Wundheilung bei eitrigen Prozessen an der Bindehaut (z. B. Calendula und Echinacea).

### Fragen an den Kunden

- Sind die Beschwerden akut oder chronisch?
- Treten die Beschwerden im Zusammenhang mit einer Allergie oder einem grippalen Infekt auf?
- Ist das Sekret eitrig oder wässrig?
- Sind die Beschwerden schmerzhaft?

**Anthroposophische Therapieergänzung sinnvoll bei:**

- Antibiotischen Augentropfen und Augensalben.
- Desinfizierenden Augensalben.
- Antiallergischen Augentropfen.
- Adstringierenden Augentropfen.
- Oralen Antiallergika.

**Zusatzhinweise**

- Bei stark verklebten Augen, das Auge vor der Anwendung sanft reinigen (z. B. Isotonische Kochsalzlösung).
- Immer beide Augen behandeln.
- Zusätzliche Reizung des Auges meiden, z. B. durch Reiben, Zugluft oder Tragen von Kontaktlinsen.
- Gerstenkorn nicht ausdrücken oder öffnen.
- Das Einschmelzen eines Gerstenkorns kann durch trockene Wärme beschleunigt werden (z. B. Infrarotlicht).

## Grenzen der Selbstmedikation

- Symptome, die länger als 1–2 Tage ohne merkliche Besserung anhalten.
- Starke Schmerzen am Auge.
- Bei eitriger Bindehautentzündung Arztbesuch empfehlen.
- Rezidivierende Gerstenkornerkrankungen können ein Hinweis auf Diabetes sein.

## Augen, trockene

**Verwandte Indikationen:** Augen, entzündete; Bindehautreizung, Gerstenkorn, Wechseljahresbeschwerden, Stress.

### Symptome

- Trockene, brennende Augen ggf. mit übermäßigem Tränenfluss.
- Fremdkörpergefühl im Auge.
- Verklebte Augenlider.
- Augenermüdung.

### Ganzheitliche Zusammenhänge

Das Auge gehört zu den Organen des Nerven-Sinnes-Systems. In den Sinnesorganen sind aufbauende Stoffwechselaktivitäten auf ein Minimum zurückgenommen.

Der Tränenfilm sorgt in dieser stoffwechselreduzierten Umgebung für einen reibungslosen Lidschlag.

Die Tränendrüsen (Meibom- und Molldrüsen) produzieren Sekrete, die die Zusammensetzung der Tränenflüssigkeit bestimmen. Werden die Drüsensekrete nicht richtig gebildet oder ist die Sekretion vermindert, kommt es zu einer Dysfunktion.

Für die Qualität der Drüseninhalte ist die aufbauende Lebensorganisation verantwortlich. Die abbauende Empfindungsorganisation bewirkt die Sekretion. Stehen Auf- und Abbaukräfte nicht in einem gesunden Gleichgewicht zueinander, kann die Tränenflüssigkeit ihrer ursprünglichen Funktion nicht nachkommen, es kommt zu Fremdkörpergefühlen und Entzündungen.

Die aufbauenden Lebenskräfte können altersbedingt, durch verschiedenste Grunderkrankungen oder Einnahme bestimmter Arzneimittel geschwächt sein. Die Empfindungsorganisation reagiert sensibel z. B. auf Stressfaktoren.

## Arzneimittelempfehlungen

### Innere Therapie (oral)

| Mittel | Anwendung Erwachsene/Tag | Wirkung |
|---|---|---|
| Hepatodoron® Tbl. (Weleda) | Morgens 2 Tbl., abends 4 Tbl. gut zerkaut einnehmen | Anregung der Aufbaukräfte in der Leber und stärkt als Basismittel die Flüssigkeitsprozesse am Auge |

### Äußere Therapie/Sonstige

| Mittel | Anwendung Erwachsene/Tag | Wirkung |
|---|---|---|
| Chelidonium comp. Augentropfen Einzeldosen (Wala) | 2–3 × wöchentl., akut: bis 2 × tägl. 1 Tr. | Befeuchtend, erfrischend, anregend auf die körpereigene Tränenproduktion, beruhigend und kräftigend, lindernd bei Fremdkörpergefühl |
| Chelidonium Rh D4 Augentropfen (Weleda) | 3 × 1 Tr., Anwendungszeitraum: langfristig empfohlen zur Regeneration der körpereigenen Tränenproduktion | Anregend auf die körpereigene Tränenproduktion, bringt die Zusammensetzung des Tränenfilms wieder ins Gleichgewicht |
| Visiodoron® Malva Augentropfen | Mehrmals täglich 1–2 Tr., Akuttherapie bei Bedarf | Reizlindernd und beruhigend bei Fremdkörpergefühl, erfrischend bei müden Augen |

## Apothekenpraxis

### Therapieansatz

- Anregung der aufbauenden Lebenskräfte am Auge.
- Anregung der Drüsentätigkeit (Meibom- und Molldrüsen). Für eine physiologische Tränensekretion muss mit einer längerfristigen Anwendungsdauer gerechnet werden (Chelidonium-Präparate).

### Fragen an den Kunden

- Liegen die Beschwerden erst seit kurzer Zeit vor?
  - Veränderter Aufenthaltsbereich (z. B. trockene Luft im Flugzeug, Hotel etc.).
  - Veränderter Lidschlag durch vermehrte Bildschirmarbeit.
  - Erschöpfung und Stress.
  - Zu wenig Schlaf.
- Liegen die Beschwerden schon seit längerer Zeit vor?
  - Biographische Situation (Klimakterium, Alter).
  - Einnahme von Medikamenten (z. B. Betablocker, Antidepressiva, Diuretika).
- Werden Kontaktlinsen verwendet?

### Anthroposophische Therapieergänzung sinnvoll bei:

- Künstlichen Tränen.
- Betablockern.
- Antidepressiva.
- Diuretika.
- Kontrazeptiva.
- Antihistaminika.
- Neuroleptika.
- Glucocorticoiden.

**Zusatzhinweise**

- Zusätzliche Reizung des Auges meiden, z. B. durch Reiben, Zugluft oder Tragen von Kontaktlinsen.
- Entspannungsübungen für die Augen.
- Auf ausreichend Schlaf achten.
- Aufenthalt und Bewegung an der frischen Luft.
- Luftfeuchtigkeit im Raum überprüfen, überheizte und klimatisierte Räume meiden.

## Grenzen der Selbstmedikation

- Bei anhaltenden Beschwerden Ursache abklären lassen.
- Trockene Augen können Begleitsymptom von Autoimmunerkrankungen, chronischen Infektionen, Diabetes u. a. sein.

## Blähungen/Völlegefühl

**Verwandte Indikationen:** Dreimonatskoliken/Blähungskoliken bei Säuglingen, Verdauungsbeschwerden, Verstopfung, Erbrechen/Übelkeit.

### Symptome

- Subjektives Gefühl eines vollen Magen-Darm-Bereichs.
- Übermäßige Gasbildung und Schmerzen im Darmbereich.
- Bauchkrämpfe, Übelkeit, Verstopfung.
- Völlegefühle treten auch im Rahmen des prämenstruellen Syndroms auf.
- Reizdarm.

### Ganzheitliche Zusammenhänge

Eine gesunde Verdauung beginnt mit dem vollständigen Abbau der Nahrung. Im Mund wird die Nahrung zerkaut und eingespeichelt. In Magen und Dünndarm wird sie weiter zerkleinert und verdünnt. Fein aufeinander abgestimmte Prozesse der Rhythmik, der Sekretion und Resorption, das richtige Verhältnis von Flüssigem und Luftigen und das richtige Wärmemilieu während des Verdauungsprozesses bestimmen den Ablauf der Verdauung.

Blähungsbeschwerden beruhen vorwiegend auf Rhythmusstörungen von Sekretion, Resorption und Motilität der Verdauungsorgane. Zusätzlich können Schwankungen des Tonus der glatten Muskulatur vorliegen. Dadurch verändert sich die Durchblutung der Darmwand, der Flüssigkeits- und Gasaustausch über die Schleimhaut wird gestört: Die im Blut physikalisch gelöste Luft wird unregelmäßig und in zu großen Mengen in den Darm sezerniert oder auch in zu geringen Mengen aus ihm zurückresorbiert.

Kräftigt man den Organismus in seinen Fähigkeiten zum Abbau bzw. zur Aufnahme der Nahrung, bessern sich die Beschwerden.

## Arzneimittelempfehlungen

### Innere Therapie (oral)

| Mittel | Anwendung Erwachsene/Tag | Wirkung |
|---|---|---|
| Gentiana Magen Globuli velati (Wala) | 3 × 10 Glob. v. d. E., akut: 10 Glob. als Einzeldosis | Regulierende Wirkung auf die Verdauung, Anregung von Sekretion und Motilität, antiemetisch, karminativ |
| Amara Tropfen (Weleda) | 3 × 15 Tr. 15 Minuten v. d. E., bei Völlegefühl auch als Einzeldosis n. d. E. | Regulierende Wirkung auf die Verdauung, Anregung von Sekretion und Motilität, antiemetisch, karminativ |
| Nicotiana comp. Globuli velati (Wala) | 3 × 10 Glob., Akut: 6 × 10 Glob. | Krampflösend, karminativ, schmerzlindernd im Unterleib |
| Digestodoron® Tbl. (Weleda), Digestodoron® Dilution (Weleda) | 3 × 2 Tbl., 3 × 15 Tr. | Bringt die rhythmischen Prozesse des Darms wieder ins Gleichgewicht, karminativ, gut geeignet zur längerfristigen Anwendung bei chronischen Beschwerden |
| Aquilinum comp. Globuli velati (Wala) | 3–5 × 10 Glob. | Karminativ, stärkt sämtliche Verdauungsorgane, gut geeignet zur längerfristigen Anwendung bei chronischen Beschwerden |

## Äußere Therapie/Sonstige

| Mittel | Anwendung Erwachsene/Tag | Wirkung |
|---|---|---|
| Kupfer Salbe rot (Wala), Cuprum metall. praep. 0,4 % Salbe (Weleda) | 2–3 cm langen Salbenstrang im Magen-Darm-Bereich einmassieren | Krampflösend, durchwärmend |
| Melissenöl (Wala) | Bauchbereich 1–2 × im Uhrzeigersinn einmassieren | Krampflösend, durchwärmend |
| Bauchwickel Kamille (Wachswerk) | Wärmender Wachs-Öl-Wickel zum Auflegen auf den Bauch | Krampflösend, durchwärmend |

## Apothekenpraxis

**Therapieansatz**

- Anregung von Sekretion und Motilität zur Intensivierung der Verdauung.
- Regulation des Tonus in den Verdauungsorganen.
  - Durch Wärme (z. B. Krampflösung durch Kupfer oder eine äußere Anwendung).
  - Durch potenzierte Alkaloide (z. B. potenzierter Tabak).
  - Durch Bitterstoffe (z. B. Enzian, Wermut).
- Linderung von Übelkeit und Schmerzen.

**Fragen an den Kunden**

- Sind die Beschweren akut?
  - Plötzlich auftretende Nahrungsmittelunverträglichkeiten.
  - Unbekannte Nahrung.
  - Nahrungsaufnahme unter Zeitdruck oder unregelmäßig.
  - Bewegungsmangel.
- Sind die Beschwerden chronisch?
  - Bekannte Nahrungsmittelunverträglichkeiten.
  - Liegt eine allgemeine allergische Dispositin vor, z. B. Heuschnupfen (siehe ▶Kap. Heuschnupfen)?
  - Vorliegen einer Grunderkrankung (z. B. Morbus Crohn, Diverticolitis).

**Anthroposophische Therapieergänzung sinnvoll bei:**

- Entschäumern.
- Analgetika.
- Spasmolytika.
- Enzympräparaten.
- Karminativa.
- Magentee.
- Probiotika.
- Heilerde.

**Zusatzhinweise**

- Wärmflasche, Kirschkernsäckchen oder passende äußere Anwendung auf den Bauch legen.
- Auf blähende Nahrungsmittel verzichten.
- Langsam und bewusst kauen und essen, „Luftschlucken" vermeiden.
- Fructose oder Sorbit können Blähungen verursachen.
- Begleitend: Fenchel- oder Kümmeltee trinken.

## Grenzen der Selbstmedikation

- Heftige Bauchschmerzen und kolikartige Schmerzen.
- Immer wiederkehrende Blähungen: Ursache abklären.
- Gewichtsverlust.

## Blasenreizung/-entzündung

**Verwandte Indikationen:** Wechseljahresbeschwerden, Prostatabeschwerden, Scheidenpilz/Scheidenentzündung, Erkältung/Grippaler Infekt/Fieber, Infektanfälligkeit.

### Symptome

- Häufiger Harndrang (alle 10–20 Minuten).
- Geringe Harnmenge je Toilettengang.
- Brennen beim Wasserlassen.
- Blasenkrämpfe.
- Trüber und stark riechender Urin, auch Blut im Urin möglich.
- Ggf. erhöhte Temperatur.

### Ganzheitliche Zusammenhänge

In der Harnblase sammeln sich die zur Ausscheidung bestimmten Flüssigkeiten, die die Niere abgesondert hat. Im menschlichen Organismus sind die in die Lebensfunktionen eingebundenen Flüssigkeiten von der Lebensorganisation durchdrungen. Als auszuscheidende Flüssigkeit ist der Urin in der Harnblase nicht mehr belebt und damit weniger widerstandsfähig. So können bei geschwächter Konstitution, die schnell durch Unterkühlung des Gesäßes, der Beine und der Füße entsteht, leicht Erreger eindringen.

Ist dies geschehen, versucht der Organismus, diese durch eine Entzündungsprozess aufzulösen und zu eliminieren. Die Blasenentzündung ist somit als Versuch zur Selbstregulation zu verstehen.

Die Entleerung der Blase erfolgt unter Einfluss der Empfindungsorganisation. Eine überreizte Seele kann zur „Reizblase" führen: der Harndrang stellt sich ein, obwohl die Blase ihr Füllvolumen noch nicht erreicht hat. Der Volksmund spricht von einem „vor Lachen in die Hose" machen, wenn sich die Blase durch eine starke Erregung der Seele unkontrolliert entleert. Ein zu geringes Eingreifen der Empfindungsorganisation, die beispielsweise in der Nacht lockerer an den Organismus gebunden ist, kann ebenso zu einer unkontrollierten Entleerung führen.

Von großer Bedeutung für den Heilungsprozess ist der Wärmeorganismus, der sowohl Entzündungen regulieren kann und auch das Eingreifen der Empfindungsorganisation steuert.

## Arzneimittelempfehlungen

### Innere Therapie (oral)

| Mittel | Anwendung Erwachsene/Tag | Wirkung |
|---|---|---|
| Cantharis Blasen Globuli velati (Wala) | 3 × 10 Glob. (Basistherapie bei Reizblase), akut: stündl. 5 Glob. | Schmerzlindernd, krampflösend, entzündungshemmend diuretisch, Rezidivprophylaxe durch Stärkung der Blase, bei Blasenreizung |
| Berberis/Apis comp. Globuli velati (Wala) | Akut: 2-stündl. 10 Glob., anschließend 3–4 × 10 Glob. | Entzündungshemmend, besonders bei akuter, schmerzhafter Entzündung der Harnwege und Blase |
| Argentum nitricum comp. Globuli velati (Wala) | Akut: 2-stündl. 10 Glob., anschließend 3–4 × 10 Glob. | Entzündungshemmend, besonders bei fieberhaften Infektionen, auch chronisch-rezidivierend (Blase, Kopf-Hals, Haut) |
| Nierentonikum Sirup (Wala) | 2–3 × 1 TL | Unterstützt die Ausscheidung und regt die Nierenfunktion an |

### Äußere Therapie/Sonstige

| Mittel | Anwendung Erwachsene/Tag | Wirkung |
|---|---|---|
| Kupfer Salbe rot (Wala), Cuprum metall. praep. 0,4 % Salbe (Weleda) | 2–3 cm langen Salbenstrang auf Blase, Nieren und Füßen einmassieren | Krampflösend, durchwärmend, reizlindernd im Blasenbereich |
| Eucalyptus, Oleum aethereum 10 % (Wala) | 2–3 × im Blasenbereich einreiben oder als Öl-Auflage (▶Teil 4, Öl-Auflage), anschließend warm halten | Durchwärmend, dadurch krampflösend und entzündungshemmend, wirkt gestaltend auf entzündliche Prozesse |
| Blasenwickel Eucalyptus (Wachswerk) | Wärmender Wachs-Öl-Wickel zum Auflegen auf den Unterbauch | Durchwärmend, schmerzlindernd |

### Apothekenpraxis

**Therapieansatz**

- Überschießende Stoffwechselprozesse an der Schleimhaut wieder normalisieren.
- Stärkung der Selbstregulation durch Wärmeanwendungen in der Blasenregion.
- Reizlinderung durch Wärme.
- Unterstützung des Immunsystem über die ICH-Organisation (z. B. Silber, Kupfer).
- Stärkung der Lebenskräfte in der Blase z. B. durch das Organpräparat Vesica urinaria.
- Schmerzlinderung durch potenzierte Giftstoffe (z. B. Belladonna).
- Anregung der ausscheidenden Nierenfunktion (z. B. Birke).

**Fragen an den Kunden**

- Ist die Blasenentzündung ärztlich diagnostiziert?
- Sind die Beschwerden akut oder wiederkehrend?
- Wie ist die Durchwärmung von Füßen, Beinen und Gesäß?
- Wie viel wird täglich getrunken?
- Liegen weitere Beschwerden vor?

**Anthroposophische Therapieergänzung sinnvoll bei:**

- Antibiotika.
- Phytotherapeutischen Verordnungen.
- Vesikur.
- D-Mannose.

**Zusatzhinweise**

- Ausreichend trinken, beispielsweise Tee aus Bärentraubenblättern, Goldrute und Schachtelhalm.
- Zuckerarme, dafür aber Vitamin-C-haltige Ernährung während der Entzündung.
- Ansteigende Fußbäder, Fußbad mit Senfmehl (▶Teil 4, Fußbad mit Senfmehl).
- Füße warmhalten.
- Nierengegend und Unterleib mit Nierenwärmer warmhalten.

## Grenzen der Selbstmedikation

- Fieber.
- Blut im Urin.
- Intensive Schmerzen in der Nierengegend.
- Deutliches Krankheitsgefühl.
- Immer wiederkehrende Entzündungen der Blase.

## Dreimonatskoliken/Blähungskoliken bei Säuglingen

**Verwandte Indikationen:** Blähungen/Verdauungsbeschwerden, Völlegefühl.

### Symptome

- Unruhezustände.
- Anhaltendes Schreien, vor allem in den Abendstunden.
- Kolikschmerzen.
- Schlafschwierigkeiten.

### Ganzheitliche Zusammenhänge

Eine gesunde Verdauung beginnt mit dem vollständigen Abbau der Nahrung. Im Mund wird die Nahrung zerkaut und eingespeichelt, in Magen und Dünndarm wird sie immer weiter zerkleinert und verdünnt. Fein aufeinander abgestimmte Prozesse der Rhythmik, der Sekretion und Resorption, das richtige Verhältnis von Flüssigem und Luftigen und das richtige Wärmemilieu während des Verdauungsprozesses bestimmen den Ablauf der Verdauung.

Ein Säugling muss die Fähigkeiten zur gesunden Verdauung erst erlernen, das empfindliche Gleichgewicht ist anfangs leicht zu stören.

So können für den Säugling zu eindrucksvolle (Außen)Erlebnisse schnell zu einer geminderten Verdauungskraft führen. Das Erlebnis muss „verdaut" werden, die Kraft zur Verdauung der Nahrung fehlt. Ebenso führt der relative Bewegungsmangel in den ersten drei Monaten zu einer verringerten Peristaltik und damit zu häufigeren Blähungen.

Um ein gesundes Ausreifen des kindlichen Verdauungssystems zu fördern, hilft ein Rhythmus im Tagesablauf, der genügend Ruhezeiten für das Erlernen der Verdauungstätigkeit bereithält. Eine einfühlsame Wärmehülle für den Säugling ist eine weitere wichtige Voraussetzung.

## Arzneimittelempfehlungen

### Innere Therapie (oral)

| Mittel | Anwendung/Tag | Wirkung |
|---|---|---|
| Carum carvi comp. Säuglingszäpfchen (Wala) | Säuglinge: 1–3 × 1 Supp. | Entblähend, entkrampfend, beruhigend bei Unruhezuständen im Zusammenhang mit Verdauungsbeschwerden |
| Gentiana Magen Globuli velati (Wala) | 3 × 3 Glob. v. d. E. | Regulierende Wirkung auf die Verdauung, Anregung von Sekretion und Motilität, krampflösend, antiemetisch karminativ |
| Nicotiana comp. Globuli velati (Wala) | 3 × 3 Glob. | Entblähend, entkrampfend |

### Äußere Therapie/Sonstige

| Mittel | Anwendung/Tag | Wirkung |
|---|---|---|
| Kupfer Salbe rot (Wala) | Mit einem Salbenstrang Bauchbereich im Uhrzeigersinn vorsichtig einmassieren | Durchwärmend, krampflösend. |
| Weleda Baby-Bäuchleinöl | Zur Anwendung als Bauchmassage | Als Massage angewendet verdauunsfördernd, entspannend und durchwärmend |

| Mittel | Anwendung/Tag | Wirkung |
|---|---|---|
| Baby Bäuchleinwickel Kümmel (Wachswerk) | Wärmender Wachs-Öl-Wickel zum Auflegen auf den Unterbauch | Durchwärmend, entspannend, entkrampfend |

## Apothekenpraxis

### Therapieansatz

- Förderung der Entwicklung des noch unreifen Verdauungssystems durch
  - Wärmeanwendung von außen (z. B. Kupfer) und Anregung der Wärmeprozesse von innen (z. B. Carum carvi).
  - Stärkung der Verdauung (Bitterstoffe).
- Schmerzlinderung durch Krampflösung (Nicotiana).
- Entspannung durch zarte Bauchmassage und Bauchauflagen.

### Fragen an den Kunden

- Wird das Kind gestillt?
  - Was nimmt die Mutter zu sich (evtl. verdauungsstärkende Mittel für die Mutter)?
- Wird das Kind nicht gestillt?
  - Evtl. Umstellung der Flaschennahrung.
- Findet die Nahrungsaufnahme des Kindes in einer ruhigen Umgebung statt?
- Wie groß sind die Pausen zwischen den Mahlzeiten (ca. 3–4 Stunden)?
- Ist eine stabile Wärmehülle des Säuglings durch Mützchen und Kleidung gegeben?

### Anthroposophische Therapieergänzung sinnvoll bei:

- Entschäumern.
- Windsalbe.
- Kümmelöl.
- Präparaten zur Stabilisierung der Darmflora.

**Zusatzhinweise**

- Ruhigen und rhythmischen Tagesablauf für das Baby fördern.
- Außeneindrücke und Reizüberflutung geringhalten.
- Öleieinreibungen nach dem Baden stärken die Wärmehülle.
- Tee für die stillende Mutter mit Anis, Fenchel, Kümmel.

## Grenzen der Selbstmedikation

- Bauchschmerzen, die von Erbrechen, Durchfall oder Fieber begleitet werden.
- Sich verschlechternder Allgemeinzustand des Säuglings.
- Gewichtsabnahme.

## Durchfall

**Verwandte Indikationen:** Verdauungsbeschwerden, Erbrechen/Übelkeit, Sodbrennen, Hämorrhoiden, Infektanfälligkeit, Reisekrankheit, Stress.

### Symptome

- Stuhlgang, der dünn oder breiig ist.
- Erhöhtes Stuhlvolumen.
- Häufigkeit: mehr als 3 × tägl.
- Zusammen mit Erbrechen: meist Magen-Darm-Infekt.
- Begleitend: Bauchkrämpfe möglich, Kopfschmerzen, Übelkeit.

### Ganzheitliche Zusammenhänge

Der Darm ist ein rhythmisch arbeitendes Organ. Die Verdauungsvorgänge laufen im Normalfall unbewusst ab. Ruhe und Bewegung, Sekretion und Resorption, ein Verflüssigen und ein sogenanntes Durchluften finden im regelmäßigen Wechsel statt. Am Ende des Dickdarms kommen die sonst ab der Speiseröhre unbewusst ablaufenden Vorgänge langsam wieder ins Bewusstsein zurück, der peristaltische Rhythmus wird gebremst, die Darmentleerung ist ein bewusster Prozess.

Entleerungsstörungen treten vermehrt auf, wenn sich äußere Rhythmen verändern, z. B. auf Reisen oder bei Nahrungsumstellungen. Stress oder Abwehrreaktionen des Organismus gegen Fremdstoffe (z. B. Keime, fremde oder unverträgliche Nahrung) führen ebenfalls leicht zu Störungen. Durch die Verlagerung der Verdauungskräfte nach außen wird das Gleichgewicht instabil, der Organismus verliert seinen inneren Halt und kommt aus der Balance.

**Akuter Durchfall** kann durch Infektionen, verdorbene Nahrungsmittel, Unverträglichkeiten entstehen oder tritt als Nebenwirkung von Medikamenten, z. B. Antibiotika, Abführmittel, Eisenpräparaten auf.

**Chronischer Durchfall** kann durch Stress, Aufregung, Ängste entstehen. Eine Reizdarmproblematik, die häufig auch als Begleitsymptom einer Allergie auftritt oder nicht infektionsbedinge Entzündungskrankheiten wie Morbus Crohn können ebenfalls Ursache sein.

## Arzneimittelempfehlungen

### Innere Therapie (oral)

| Mittel | Anwendung Erwachsene/Tag | Wirkung |
|---|---|---|
| Birkenkohle comp. Kapseln (Weleda) | 3–5 × 1 Kps. | Entkrampfend, festigend und stuhlstrukturierend, blähungslindernd; Akutmittel |
| Bolus alba comp. Pulver (Wala) | 1–2 TL in 200 ml warmem Wasser verrühren, über den Tag verteilt 2-stündl. bis stündl. schluckweise trinken | Darmberuhigend, entkrampfend, entblähend, Weißer Ton bindet überschüssige Magensäure oder Toxine |
| Salix/Rhus comp. Globuli velati (Wala) | 3–5 × tägl. 10 Glob. | Darmregulierend bei gastrointestinalen Infekten und starkem Durchfall |
| Digestodoron® Tbl. (Weleda), Digestodoron® Dilution (Weleda) | 3 × 2 Tbl., 3 × 15 Tr. | Bringt die rhythmischen Prozesse des Darms wieder ins Gleichgewicht, karminativ, gut geeignet zur längerfristigen Anwendung bei chronischen Beschwerden |
| Levico comp. Globuli velati (Wala) | 3 × 10 tägl. 10 Glob. | Aufbauend bei Erschöpfung nach einer Gastroenteritis |

### Äußere Therapie/Sonstige

| Mittel | Anwendung Erwachsene/Tag | Wirkung |
|---|---|---|
| Kupfer Salbe rot (Wala), Cuprum metall. praep. 0,4 % Salbe (Weleda) | 2–3 cm langen Salbenstrang auf den Unterbauch einmassieren | Krampflösend, durchwärmend |
| Bauchwickel Kamille (Wachswerk) | Wärmender Wachs-Öl-Wickel zum Auflegen auf den Bauch | Entkrampfend und wärmend bei krampfartigen Magen- und Darmbeschwerden |

## Apothekenpraxis

#### Therapieansatz

- Regulierung der Darmperistaltik, und damit des Verdauungsrhythmus (Digestodoron).
- Regulierung überschüssiger Sekretionsprozesse im Darm.
- Harmonisierung der freien Gase in Darm.
- Krampflösung durch Wärmezufuhr (Kupfer, Bienenwachs).

#### Fragen an den Kunden

- Sind die Beschwerden akut?
  - Unverträglichkeiten.
  - Antibiotikum.
  - Verdorbene Nahrung.
  - Reise.
  - Infektion.
- Sind die Beschwerden chronisch?
  - Darmerkrankungen.
  - Reizdarm.
- Sind Sie erschöpft nach der Infektion?

**Anthroposophische Therapieergänzung sinnvoll bei:**

- Adsorbenzien.
- Oralen Rehydrationsmitteln (Elektrolyte).
- Antidiarrhoika.
- Adstringenzien.
- Medizinischer Kohle.
- Saccharomyces boulardii.

**Zusatzhinweise**

- Ausreichend Flüssigkeit zuführen (bis 3 Liter/Tag): Tee, Wasser, Elektrolytlösungen.
- Vorsichtige Rückkehr zur normalen Ernährung, anfangs hilfreich sind Reisschleim oder gekochte Karotten. Nicht zu schnell die Schonkost verlassen.
- Geeignete Teesorten: Kamillentee, Fencheltee, Pfefferminztee, Brombeerblättertee, Heidelbeertee oder dünner schwarzer Tee.
- Bei Bauchkrämpfen eine Wärmflasche auflegen.

## Grenzen der Selbstmedikation

- Bei Säuglingsdurchfall immer den Arzt aufsuchen!
- Starker Flüssigkeitsverlust: Gefahr eines Kreislaufkollaps.
- Starke Bauchschmerzen, Fieber.
- Länger als 3 Tage anhaltender Durchfall.
- Blutiger Stuhl.
- Deutlich starke Schwächung des Patienten.

## Ekzem/Neurodermitis

**Verwandte Indikationen:** Allergische Hautreaktionen, Sonnenallergie, Fußpilz, Juckreiz, Narben, Sonnenbrand, Verbrennungen, Wunden (Schürf- und Schnittwunden).

### Symptome

**Ekzem**

- Nichtinfektiöse Entzündungsreaktion der Haut.
- Gerötete, juckende, nässende, ödematös geschwollene Haut.
- Bläschen-, Krusten- oder Schuppenbildung auf der Haut.
- Oberflächenstruktur der Haut ist eher grob, auch mit Schrunden.

**Neurodermitis**

- Rote, schuppige oder nässende Ekzeme, oft im Gesicht, Hals- oder Nackenbereich und in Arm- und Kniebeugen.
- Starker Juckreiz, häufig auch nachts.
- Oft zusätzliche Allergien (Heuschnupfen, Kontaktallergien).

### Ganzheitliche Zusammenhänge

Die Haut schließt den Organismus nach außen hin ab. Sie schützt vor äußeren Einflüssen wie Mikroben, Wind oder Sonnenstrahlung. Sie bewahrt die Feuchtigkeit und gleicht Temperaturschwankungen zwischen dem inneren Organismus und der Außenwelt aus.

Drei Schichten stehen miteinander im Gleichgewicht, die Oberhaut, die Lederhaut und die Unterhaut. In der Unterhaut finden aktive Stoffwechselprozesse statt, die dem Aufbau der Haut dienen. In der Oberhaut wirken abbauende Kräfte: die Haut stirbt ab, bildet Hornzellen, die den Organismus nach außen hin schützen. In der Lederhaut findet der Übergang von auf- und abbauenden Prozessen statt, hier befinden sich Drüsen, Blut- und Lymphgefäße. Das Haut-Gleichgewicht wird über die übergeordnete ICH-Organisation gesteuert.

Von innen nach außen strebende Aufbau- bzw. Stoffkräfte und von außen nach innen wirkende Abbau- bzw. Formkräfte halten die Haut im gesunden Zustand in ein stabiles Gleichgewicht.

Ekzeme sind der Ausdruck einer Störung dieses Gleichgewichts unter Auflösung der Grenzfunktion der Haut. Diese Störungen können sowohl von innen (z. B. Stoffwechselprodukte) als auch von außen (z. B. Noxen, Austrocknung, Bestrahlung) kommen. Die Haut reagiert mit nichtinfektiösen, entzündlichen Reaktionen, die sehr verschieden aussehen können und meistens heftig jucken.

Bei der Neurodermitis ist das Grenzflächenorgan Haut konstitutionell zu offen, Außenreize (stofflicher Art, aber auch Nerven-Sinnes-Reize) dringen zu tief ein und lassen das Hautgleichgewicht instabil werden. Aufbauende Stoffwechselprozesse sind geschwächt und können den einwirkenden Formkräften nicht standhalten.

## Arzneimittelempfehlungen

### Innere Therapie (oral)

| Mittel | Anwendung Erwachsene/Tag | Wirkung |
|---|---|---|
| Calcium Quercus Globuli velati (Wala) | 3 × 10 Glob. (Basistherapie), im Akutfall: Einzeldosis 10 Glob. | Basistherapie bei Ekzemen, Neurodermitis und Nesselsucht, hautstabilisierend, juckreizstillend |
| Bryophyllum Argento cultum Rh D3 Dil. (Weleda) | 2–4 × 15 Tr. oder 15 Tr. v. d. S. | Juckreizstillend, seelisch stabilisierend, besonders nachts |
| Oenothera argento culta D3 Dilution (Weleda) | 3 × 15 Tr. (über einen längeren Zeitraum) | Regenerierend durch Anregung der Aufbaufunktionen in der Haut, reguliert den Feuchtigkeitsverlust in der Haut, besonders bei sehr trockener Haut |

| Mittel | Anwendung Erwachsene/Tag | Wirkung |
|---|---|---|
| Dermatodoron® Dilution (Weleda) | 3 × 20 Tr. | Ausgleichend bei exsudativ-auflösenden Hautprozessen z. B. feuchte Neurodermitis oder hochakuten allergischen Kontaktekzemen |
| Argentum/Quarz Globuli velati (Wala) | 3 × 10 Glob. | Entzündungshemmend bei zur Vereiterung neigender Haut |
| Gentiana Magen Globuli velati (Wala) | 3 × 10 Glob. v. d. E. | Als konstitutionelle Therapie,<br>Stabilisierung der Verdauung durch Bitterstoffe,<br>stärkt das Mikrobiom |
| Hepatodoron® Tbl. (Weleda) | Morgens 2 Tbl., abends 4 Tbl. gut zerkaut einnehmen | Die Aufbaukräfte der Leber stärkend,<br>bei sehr trockener Haut und chronischen Ekzemen. |

## Äußere Therapie/Sonstige

| Mittel | Anwendung Erwachsene/Tag | Wirkung |
|---|---|---|
| Silicea colloidalis comp. Hautgel (Wala) | Mehrmals dünn auftragen, eintrocknen lassen | Bei feuchten Ekzemen abgrenzungsfördernd,<br>kühlend,<br>juckreizstillend |

| Mittel | Anwendung Erwachsene/Tag | Wirkung |
|---|---|---|
| Rosatum Heilsalbe (Wala) | 1–3 × dünn auftragen | Bei rissiger und trockener Haut schützend und regenerierend, juckreizstillend |
| Dermatodoron® Salbe (Weleda) | 1–2 × dünn auftragen | Bei akuten und chronischen Ekzemen regenerierend und heilungsfördernd bei schuppender Haut |
| Hamamelis comp., Salbe (Weleda) | Mehrmals tgl. dünn auftragen, auch als Salbenverband | Bei rhagadiformen Ekzemen adstringierend, entzündungshemmend, strukturierend (Formkräfte) |
| Velan Ruhige Haut Gesichtscreme/ Lotion (Skincare GmbH) | 2 × dünn auftragen | Beruhigend, die Regeneration der Hautbarriere fördernd |
| Imlan® Serie (Amryt AG) | 2 × dünn auftragen | Regenerierend, antientzündlich und juckreizlindernd |
| Weleda Weiße Malve Gesichtscreme und Pflegelotion | 2 × dünn auftragen | Reizmildernd, feuchtigkeitsbewahrend und juckreizstillend bei hochsensibler Haut |
| Dr. Hauschka med Serie „Mittagsblume" (Dr. Hauschka) | 2 × dünn auftragen | Hautstabilisierend, juckreizlindernd, intensiv pflegend bei trockener, schuppiger Haut |

## Apothekenpraxis

Eine Neurodermitisberatung in der Apotheke ist immer begleitend zu verstehen, da die Gesamtkonstitution des Menschen unter ärztlicher Begleitung individuell gestärkt werden muss.

### Therapieansatz

- Stabilisierung der Haut als „Grenzfläche" (u. a Calcium Quercus).
- Beruhigung des Juckreizes.
- Stärkung der Aufbaufunktionen der Haut (u. a. Argentum, Hepatodoron).
- Anregung der Stoffwechselprozesse im Verdauungssystem (Bitterstoffe z. B. aus Gentiana).
- Verbesserung der Schlafqualität.
- Hautpflege abgestimmt auf die Bedürfnisse.
  - Schutz der trockenen rissigen Haut.
  - Unterstützung des Wiederaufbaues der Hautbarriere.
  - Rückfettung schuppiger Haut durch reichhaltige Pflege.
  - Beruhigung der juckenden, gereizten Haut.
  - Förderung der Abgrenzung bei nässender Haut.

### Fragen an den Kunden

- Liegt eine chronische Neurodermitis vor?
  - Was wurde bisher unternommen?
  - Was hat bisher gut geholfen?
- Ist die Neurodermitis/das Ekzem zum ersten Mal aufgetreten?
  - Was hat sich am Alltagsablauf geändert (Nahrung, Umfeld, Stress ...)?
  - Werden neue Medikamente eingenommen?
  - Sind Allergien auf anderen Ebenen (z. B. Heuschnupfen, Asthma) bekannt?
  - Gibt es weitere Symptome (Verdauungsprobleme, Unverträglichkeiten ...)?
  - Könnten Hautparasiten die Ursache sein?

**Anthroposophische Therapieergänzung sinnvoll bei:**

- Cortisonhaltigen Salben.
- Topischen Calcineurinhemmern (z. B. Protopic®).
- Antihistaminika.
- Pflegesalben mit Glycerin.

**Zusatzhinweise**

- Sanfte Reinigung der Haut: nicht zu heiß, milde Reinigungslotionen etc.
- Kurz geschnittene Fingernägel verhindern Infektionen durch Kratzen.
- Rhythmischer Tagesablauf stabilisiert den ganzen Menschen.
- Nerven-Sinnes-Eindrücke reduzieren: z. B. Fernsehen, Computerarbeit.
- Möglichst ausgewogene, gesunde Ernährung.
- Allergene, soweit bekannt, meiden.
- Kleidung aus natürlichen, reizfreien Materialien wählen: Baumwolle, Seide.
- Heileurythmie, Yoga, Entspannungstechniken erlernen.
- Aufenthalt am Meer zu empfehlen.



## Grenzen der Selbstmedikation

- Großflächige, eitrige Ekzeme.
- Ekzeme, die plötzlich, heftig und ohne erkennbare Ursache auftreten.
- Begleitender schlechter Allgemeinzustand.

## Erbrechen/Übelkeit

**Verwandte Indikationen:** Verdauungsbeschwerden, Blähungen/Völlegefühl, Sodbrennen, Reisekrankheit, Durchfall.

### Symptome

- Befindlichkeitsstörung in der Magengegend, verbunden mit einem Brechreiz.
- Umgekehrte Entleerung des Magens als Folge von Übelkeit.
- Kreislaufschwäche, Schwindel, Blässe.
- Erhöhter Speichelfluss, Schweißausbrüche.
- Sodbrennen durch Magensäure in der Speiseröhre.

### Ganzheitliche Zusammenhänge

Eine Reizung des Brechzentrums führt zu einer reflexartigen Reaktion, bei der sich der Magen entgegen der natürlichen Richtung entleert. Ein gestörter Bewegungsrhythmus ist die Ursache für diese Bewegungsumkehr. So fließt z. B. bei Übelkeit Galle aus dem Zwölffingerdarm in den Magen.

Der Organismus richtet seine Kräfte in einer Art Abwehrhaltung gegen Fremdstoffe, neue Eindrücke, neue Lebensumstände, Ekel oder auch zu viel Stress verstärkt nach außen.

In einer zentrifugalen Geste versucht der Organismus, sich von den auf ihn einwirkenden Kräften zu befreien. Durch die Verlagerung der Kräfte nach außen wird das Gleichgewicht im Verdauungstrakt instabil, der Organismus verliert seinen inneren Halt und kommt aus der Balance.

Übelkeit vielfältige Ursachen haben wie zum Beispiel verdorbene Nahrung, Reisekrankheit, Schwangerschaft, Hypotonie, Unverträglichkeiten. Ebenso tritt Übelkeit als Begleitsymptom beispielsweise von Infekten, Migräne, Chemotherapie auf.

## Arzneimittelempfehlungen

### Innere Therapie (oral)

| Mittel | Anwendung Erwachsene/Tag | Wirkung |
|---|---|---|
| Nux vomica comp. Mischung (Weleda) | Bis 5 × 15 Tr. mit Wasser verdünnt einnehmen | Beruhigend und regulierend bei Übelkeit und Erbrechen |
| Gentiana Magen Globuli velati (Wala) | 3 × 10 Glob. v. d. E., akut: 10 Glob. als Einzeldosis | Antiemetisch, die Verdauungskraft stärkend, Anregung von Sekretion und Motilität durch Bitterstoffe. |
| Amara Tropfen (Weleda) | 3 × 10–15 Tr. mit Wasser verdünnt einnehmen, bei Übelkeit n. d. E. | Regulierend bei funktionellen Störungen des Verdauungstrakts Anregung von Sekretion und Motilität durch Bitterstoffe |
| Bolus alba comp. Pulver (Wala) | 1–2 TL in 200 ml warmem Wasser verrühren, über den Tag verteilt 1–2-stündl. schluckweise trinken | Darmberuhigend, entkrampfend, entblähend, überschüssige Magensäure oder Toxine bindend |
| Nausyn® Tbl. (Weleda) | 2–3 Tage vor der Reise beginnend: 3 × 1 Tbl., während der Reise: alle 2–3 Std. 1 Tbl. | Beruhigend und antiemetisch bei Reiseübelkeit oder Schwindel |
| Balsamischer Melissengeist (Weleda) | Akut 10–20 Tr. auf Zucker oder mit Wasser einnehmen | Regulierend bei Übelkeit, Schwindel, Erbrechen, Ohnmachtsneigung |
| Aurum Valeriana Globuli velati (Wala) | 3–5 × 10 Glob. | Beruhigend und ausgleichend bei Übelkeit mit Schwindel |

### Äußere Therapie/Sonstige

| Mittel | Anwendung Erwachsene/Tag | Wirkung |
|---|---|---|
| Bauchwickel Kamille (Wachswerk) | Wärmender Wachs-Öl-Wickel zum Auflegen auf den Bauch | Entkrampfend und wärmend bei krampfartigen Magen- und Darmbeschwerden |
| Weleda Rosmarin Aktivierungsbad | Als Badezusatz in das Waschwasser oder auf den Waschlappen geben, kühle Pulswickel bei akuter Schwäche | Durchwärmend, erfrischend, belebend |
| Kupfer Salbe rot (Wala), Cuprum metallicum praeparatum Salbe 0,4 % (Weleda) | Einen 2–3 cm langen Salbenstrang im Magenbereich sanft einreiben | Krampflösend, durchwärmend, besonders bei Übelkeit in Zusammenhang mit Magen-Darm-Problemen |

## Apothekenpraxis

### Therapieansatz

- Stärkung und Stabilisierung der inneren Verdauungsorgane (Bitterstoffe, Bolus alba).
- Regulierung der Überempfindlichkeit gegenüber äußeren Reizen.
- Stärkung des Rhythmischen Systems.
- Durchwärmung des Organismus zur Anregung der Selbstregulation, Entkrampfung und Schmerzlinderung (Bienenwachswickel, Kupfer).

### Fragen an den Kunden

- Seit wann bestehen die Beschwerden?
  - Akut: Sind die Ursachen bekannt (z. B. Infektion, Reise, Nahrungsmittelunverträglichkeit, Alkoholkonsum, Vergiftung)?
  - Wiederkehrend: Sind die Ursachen bekannt (z. B. Schwangerschaft, Medikamenteneinnahme, Migräne)?

- Besteht die Gefahr einer Dehydrierung?
- Welche weiteren Symptome liegen vor?

**Anthroposophische Therapieergänzung sinnvoll bei:**

- Arzneimitteln gegen Übelkeit.
- MCP.

**Zusatzhinweise**

- Nahrungspause einlegen, nach Abklingen der Übelkeit mit leicht verdaulicher Nahrung beginnen.
- Bei Nahrungsaufnahme auch auf den Rhythmus achten.
- Günstig: Tee aus Ingwer, Pfefferminze, Bitterstoffdrogen.
- Tiefes Einatmen: frische Luft kann den Brechreiz mindern.
- Wärmflasche auf den Bauch legen.



## Grenzen der Selbstmedikation

- Starkes und immer wiederkehrendes Erbrechen, besonders bei Säuglingen/Kleinkindern.
- Blutiges Erbrechen, Koterbrechen (Darmverschluss!).
- Erbrechen mit starkem Schwindel/Kreislaufkollaps.
- Nahrungs- und Flüssigkeitsaufnahme über 24 Std. ist nicht möglich.
- Essstörungen (lückenlose Begleitung durch einen Therapeuten wichtig).

## Erkältung/Grippaler Infekt/Fieber

**Verwandte Indikationen:** Husten, Schnupfen, Halsschmerzen, Heiserkeit/Kehlkopfentzündung, Infektanfälligkeit, Ohrenschmerzen, Nasennebenhöhlenentzündung, Lippenherpes, Kopfschmerzen, Migräne, Erschöpfung/Rekonvaleszenz.

### Symptome

- Abgeschlagenheit/Zerschlagenheitsgefühl (Schmerzen der Muskeln).
- Kopfschmerzen/Kopfbrummen.
- Fieber/erhöhte Temperatur.
- Frösteln/kalte Füße – heißer Kopf.
- Halsschmerzen, Schluckbeschwerden, Kratzen im Hals.
- Schnupfen, Niesen, erschwerte Nasenatmung.
- Husten, Heiserkeit.

### Ganzheitliche Zusammenhänge

Bei einer Grippe oder einem grippalen Infekt ist das Gleichgewicht des menschlichen Organismus in Bezug auf die Wärmeregulation gestört.
Hat dieser die Fähigkeit, auf äußere Einflüsse wie z. B. Kälteeinwirkungen mit genügend innerer Wärmebildung zu reagieren, ist seine Konstitution stabil. Ist der innere Wärmeorganismus gestört, finden zur Selbstregulation verstärkt wärmebildende Aktivitäten statt, um die Kälteeinwirkung auszugleichen. Die Erhöhung der Körpertemperatur ermöglicht es dem Organismus, eingedrungene Erreger effektiv zu reduzieren.
Neben diesen Fieber – und Entzündungsprozessen kommt es zu einer Steigerung der Durchlässigkeit der Kapillaren. Diese sind besonders an den Grenzflächen zwischen innen und außen, an den Schleimhäuten der oberen Luftwege, als überschießende Reaktionen zu bemerken. Es sind die bekannten Erkältungssymptome wie Schwellungen oder Schleimbildung.
Auch „seelische Kälte“ (Stress, Kummer oder Erschöpfung) kann die innere Wärmebildung schwächen und hat somit einen Einfluss auf die Stabilität der Konstitution.

In der Regel verläuft eine Erkältung oder ein grippaler Infekt in folgenden Phasen:

- Phase der Schwächung und beginnender grippaler Infekt: Müdigkeit, Erschöpfung, Verkühlung, Kopfschmerzen.
- Phase der Auseinandersetzung: Fieber, Halsschmerzen, Schnupfen, Husten, Nasennebenhöhlenentzündung.
- Phase der Rekonvaleszenz: Zeit der Genesung.

## Arzneimittelempfehlungen

### Innere Therapie (oral)

| Mittel | Anwendung Erwachsene/Tag | Wirkung |
|---|---|---|
| Infludoron® Streukügelchen (Weleda) | 1–2-stündl. 15 Glob. | Reguliert bei Fieber, lindert Erkältungssymptome, unterstützend in allen Phasen der Erkältung, besonders auch für Kinder geeignet |
| Infludo® Mischung (Weleda) | 1–2-stündl. 8 Tr., oder Tagesdosierung 60–80 Tr. in 250 ml Wasser und stündl. einen Schluck trinken, die letzte Dosis am Tag nicht zu spät am Abend einnehmen, da anregend | Regulierend bei Fieber, lindert Erkältungssymptome, unterstützend in allen Phasen der Erkältung, spürbare Anregung der Wärmeprozesse und damit der Selbstregulation, anregend bei erkältungsbedingter Kreislaufschwäche |

| Mittel | Anwendung Erwachsene/Tag | Wirkung |
|---|---|---|
| Meteoreisen Globuli velati (Wala) | 3 × 10 Glob., vorbeugend: 1 × 10 Glob. | Stärkt die Abwehrkräfte, reguliert den Wärmehaushalt des Körpers, stabilisiert die Gesamtkonstitution, kräftigt in allen Phasen einer Erkältung |
| Gelsemium/Bryonia comp. Mischung (Weleda) | 3–5 × 20 Tr. mit Wasser verdünnt einnehmen | Schmerzlindernd besonders bei Grippekopfschmerzen und neuralgischen Schmerzen, fieberregulierend |
| Aconitum/China comp. Globuli velati (Wala) | 3–6 × 10 Glob. | Schmerzlindernd, fieberregulierend und Erkältungssymptome mindernd, unterstützende Wirkung auf die Abwehrkräfte |

### Äußere Therapie/Sonstige

| Mittel | Anwendung Erwachsene/Tag | Wirkung |
|---|---|---|
| Aconitum/China comp. Suppositorien für Kinder (Wala), Aconitum/China comp. Suppositorien (Wala) | 1–2 × tägl. 1 Supp. in den Mastdarm einführen | Schmerzlindernd, fieberregulierend und Erkältungssymptome mindernd, unterstützende Wirkung auf die Abwehrkräfte |

| Mittel | Anwendung Erwachsene/Tag | Wirkung |
|---|---|---|
| Malvenöl (Wala) | Einreibung von Rücken, Wade, Fuß oder Bauch, auch vor dem Schlafengehen, anschließend warm halten | Stabilisiert die Wärmehülle des Körpers |
| Arnika-Essenz (Wala, Weleda) | Verdünnt als warmer Pulswickel an Hand- und Fußgelenken | Fördert die gleichmäßige Durchwärmung des Organismus besonders in Phasen ansteigenden Fiebers, die durch Schüttelfrost gekennzeichnet sind |
| Lavendelöl 10 % Ölige Einreibung (Weleda) | Einreibung von Rücken, Wade, Fuß oder Bauch, auch vor dem Schlafengehen, anschließend warm halten | Beruhigend und entkrampfend, schlafffördernd |
| Ansteigendes Fußbad mit z. B. Weleda Rosmarin Aktivierungsbad | (▸Teil 4, Ansteigendes Fußbad) | Kräftige Durchwärmung der Füße, dadurch unmittelbare Entlastung des Kopfbereiches |
| Wadenwickel mit Wasser | (▸Teil 4, Wadenwickel bei Fieber), Füße und Unterschenkel müssen warm sein, Achtung! Nicht anwenden bei Frieren oder Frösteln des Patienten | Umverteilung der Wärme bei Fieber, entlastend für den Kreislauf, leicht fiebersenkend, aber nicht unterdrückend |

## Apothekenpraxis

**Therapieansatz**

- Stabilisierung der Gesamtkonstitution.
- Regulierung der fehlgesteuerten Wärmeprozesse (z. B. kalte Füße, heißer Kopf).
- Stärkung der Selbstregulation über das Immunsystem (z. B. Phosphor).
- Äußere Anwendungen zur Stabilisierung der Wärmehülle. (z. B. Fußbäder, Auflagen).
- Regulierung und Leitung des Fiebers, ohne dieses zu unterdrücken (Phosphor, Aconit).
- Linderung der Gliederschmerzen (Aconit, Gelsemium).
- Linderung der Erkältungssymptome durch Regulierung des überschießenden Flüssigkeitsorganismus an den Schleimhäuten: Schleimbildung, laufender Nase, tränenden Augen, Niesreiz und Schwellung. (z. B. Eupatorium, Eucalyptus, Bryonia).

**Fragen an den Kunden**

- Frage nach dem Wärmehaushalt (z. B. kalte Füße, kalte Gliedmaßen).
- Frage nach Fieber (z. B. Verlauf, Zeit, Temperatur, Befindlichkeit).
- Frage nach Symptomen:
    - Laufende Nase.
    - Halsschmerzen oder Heiserkeit.
    - Druckgefühl in den Nasennebenhöhlen.
    - Kopfschmerzen.
    - Husten.
    - Abgeschlagenheit.
- Ist die Erkältung plötzlich gekommen, z. B. durch Kälteeinfluss?
- Ging den Erkältungssymptomen eine Erschöpfung voraus?
- Wie viele grippale Infekte gab es im zurückliegenden Jahr?
- Besteht die Möglichkeit, den Infekt durch Bettruhe auszukurieren?

**Anthroposophische Therapieergänzung sinnvoll bei:**

- Schmerzmitteln.
- Antiphlogistika.
- Kombinationsarzneimitteln mit Pseudonorephedrin und Paracetamol/Ibuprofen.
- Antibiotika.
- Abschwellenden Nasensprays.
- Multivitaminpräparaten, Vitamin C.
- Zink, Selen.
- Erkältungstee.

**Zusatzhinweise**

- (Bett-)Ruhe einhalten, ausreichend schlafen, wenig äußere Reize (z. B. Fernsehen, Computer).
- Warme Füße, z. B. Wollsocken tragen.
- Regelmäßig lüften: Heizungsluft trocknet die Schleimhäute aus → Eindringen von Erregern wird begünstigt.
- Ausreichend trinken, mindestens 2 Liter tägl. (Wasser, Tee).
- Leicht verdauliche Nahrung zu sich nehmen.
- Bei Fieber kühle Abwaschungen: morgens mit Weleda Rosmarin Aktivierungsbad im Waschwasser, abends Weleda Lavendel Entspannungsbad.
- Lippenpflegestift gegen das Austrocknen der Lippen.



## Grenzen der Selbstmedikation

- Fieber als Teil einer schweren Infektion (Lungenentzündung, bakterielle Hirnhautentzündung, Nierenbeckenentzündung, Knochenmarksentzündung, Kehldeckelentzündung, Malaria).
- Fieber bei Säuglingen unter 12 Wochen.
- Stark anhaltende Kopfschmerzen, Nackensteife, Fieberkrampf, starke Hals- und Ohrenschmerzen.

## Erschöpfung/Rekonvaleszenz

**Verwandte Indikationen:** Aphten, Erkältung/Grippaler Infekt/Fieber, Stress, Infektanfälligkeit, Lippenherpes, Nervosität/Unruhe, Schlafstörungen, Verdauungsbeschwerden.

### Symptome

- Schwäche, Neigung zu Schweißausbrüchen mit kalten Händen.
- Schwächegefühl und Labilität nach durchgemachter Krankheit.
- Schwindel, beschleunigter Puls, Schwarzwerden vor den Augen.
- Wetterfühligkeit.
- Antriebsschwäche, Abgeschlagenheit, Müdigkeit.
- Seelische und körperliche Beschwerden.

### Ganzheitliche Zusammenhänge

Der gesunde Mensch hat die Fähigkeit, seine geistige, seelische und körperliche Ebene im Gleichgewicht halten.

Am Tag überwiegen durch vielfältige Nerven-Sinnes-Aktivitäten die Abbaukräfte, die geistige Ebene ist tätig. In der Nacht regeneriert sich der Organismus auf der körperlichen Ebene durch seine aufbauenden Stoffwechselaktivitäten. Das Gleichgewicht bleibt erhalten, wenn einem energieverbrauchenden Abbau ein kraftvoller Aufbau folgt. Rhythmische Prozesse, zu denen auch die Aktivitäten der seelischen Ebene zählen, stabilisieren die wechselnden Vorgänge.

Durch eine schwere Erkrankung oder durch kräftezehrende Lebensphasen wird das Gleichgewicht zwischen Auf- und Abbaukräften instabil. Meist ist der Aufbaustoffwechsel geschwächt, die Abbaukräfte durch äußere Umstände verstärkt.

Um zurück in die Balance zu finden, wird der Aufbaustoffwechsel unterstützt. Gleichzeig werden abbauende Kräfte reduziert. Rhythmische Prozesse, z. B. ein geregelter Tagesablauf oder auch eine sogenannte „Seelenpflege“ unterstützen die Selbstregulation.

## Arzneimittelempfehlungen

### Innere Therapie (oral)

| Mittel | Anwendung Erwachsene/Tag | Wirkung |
|---|---|---|
| Neurodoron® Tbl. (Weleda) | 3–4 × 1 Tbl. | Wirkt stabilisierend auf die eigene Mitte, aufbauend auf die Lebenskräfte, Stärkung der Abgrenzungsfähigkeit |
| Meteoreisen Globuli velati (Wala) | 3 × 10 Glob. | Basismittel für das Immunsystem, Reguliert den Wärmeorganismus, kräftigt die Gesamtkonstitution, stärkt die Abwehrkräfte z. B. nach längerer Erkrankung |
| Levico comp. Globuli velati (Wala) | 3 × 10 Glob. | Stärkt bei Abwehrschwäche, verbessert Erschöpfungszustände, gleicht latenten Eisenmangel aus |

### Äußere Therapie/Sonstige

| Mittel | Anwendung Erwachsene/Tag | Wirkung |
|---|---|---|
| Malvenöl (Wala) | Einreibung von Rücken, Wade, Fuß oder Bauch, auch vor dem Schlafengehen, anschließend warm halten | Kräftigend und durchwärmend, regt den Aufbaustoffwechsel an, lindert Erschöpfungszustände |

| Mittel | Anwendung Erwachsene/Tag | Wirkung |
|---|---|---|
| Weleda Rosmarin Aktivierungsbad | Als Vollbad, Teilbad oder Waschung | Durchwärmend, aktivierend, aufmunternd |
| Weleda Edeltannen Erholungsbad | Als Vollbad, Teilbad oder Waschung | Regt die Atmungsprozesse an, entspannend |
| Lavendelöl 10 % Ölige Einreibung (Weleda) | Einreibung von Rücken, Wade, Fuß oder Bauch, auch vor dem Schlafengehen, anschließend warm halten | Beruhigend und entkrampfend, schlaffördernd, unterstützt das Ausatmen und Loslassen |

## Apothekenpraxis

### Therapieansatz

- Auf- und Abbaukräfte des Organismus werden in ein gesundes Gleichgewicht gebracht.
- der Organismus wird auf allen Ebenen (Körper-Seele-Geist) stabilisiert (z. B. Neurodoron).
- Stärkung der Selbstregulation durch Unterstützung bzw. Stabilisierung der Wärmehülle (äußere Anwendungen).
- Wärmeanwendungen aktivieren und kräftigen den Organismus.
- Stabilisierung der rhythmischen Prozesse im Körper.

### Fragen an den Kunden

- Gab es im Vorfeld schwere oder lang anhaltende körperliche Erkrankungen?
  - Was wurde bisher unternommen, um die vollständige Genesung wiederzuerlangen?
  - Ist die Vorerkrankung beendet oder ist hier zusätzlich noch Heilbedarf vorhanden?
  - Gab es eine ausreichende Erholungsphase?

- Gab es im Vorfeld starke seelische Belastungen?
  - Was wurde bisher unternommen, um wieder ins Gleichgewicht zu kommen?
  - Besteht ein zunehmendes Desinteresse an Arbeit, Mitmenschen, Umwelt?
  - Können Alltagsaufgaben noch gut bewältigt werden?
  - Gibt es Ansprechpartner (evtl. auch professionelle Hilfe), um aus der Belastungssituation herauszukommen?
  - Welche körperlichen Beschwerden sind im Zusammenhang mit der seelischen Belastung neu aufgetreten? Besteht hierzu noch Beratungsbedarf?

**Anthroposophische Therapieergänzung sinnvoll bei:**

- Erstverordnung Antidepressiva und Antihypertonika.
- Hypnotika, Sedativa.
- Betablockern.
- Nahrungsergänzungsmitteln im Zusammenhang mit Erschöpfungssymptomen.
- Phytotherapeutika.

**Zusatzhinweise**

- Den Körper warmhalten: Kleidung, Öleinreibung, Bäder/Fußbäder
- Tagesablauf: Ruhe- und Aktivitätsphasen rhythmisch wechseln.
- Die Seele stärken: musizieren, malen etc.
- Bewegung im Freien.
- Gesunde, vitaminreiche Kost, wenig Genussmittel wie Alkohol, Nicotin.



## Grenzen der Selbstmedikation

- Massive, lang anhaltende Erschöpfungszustände.
- Ungeklärte Ursachen.
- Starke depressive Verstimmungen.

## Furunkel

**Verwandte Indikationen:** Verdauungsbeschwerden, Akne, Wunden.

### Symptome

- Tiefe, schmerzhafte Entzündung des Haarbalgs und des umliegenden Gewebes, besonders in Hautregionen mit vermehrter Schweißbildung.
- Weißer Mittelpunkt zeigt sich auf der Hautoberfläche (Eiterpfropfen).
- Häufig spontane Entleerung. Eröffnet sich der Furunkel nicht, besteht die Gefahr eines Abszesses, der ärztlich kontrolliert werden sollte.

### Ganzheitliche Zusammenhänge

Die Haut wird auch als „dritte Niere“ bezeichnet, weil sie Leber und Nieren in ihren Entgiftungsprozessen unterstützt. Die dabei entstehenden Ausscheidungsprodukte können die Haut reizen und zu Entzündungen führen.

In körperlichen und seelischen Umbruchssituationen, wie es zum Beispiel in der Pubertät der Fall ist, verändert sich der Stoffwechsel. Leber und Nieren sind jetzt stark gefordert.

Haarbalge und dazugehörige Talgdrüsen sind Orte des intensiven aufbauenden Stoffwechsels. Schießen die Aufbauprozesse dort über das normale Maß hinaus, kann eine Entzündungsneigung entstehen. Das Überangebot an Wärme und Lebenskraft bietet Erregern (meist Staphylokokken) einen guten Nährboden. Sie besiedeln den Haarbalg, eitrige Entzündungen in Form von Pusteln, Pickeln, Furunkeln oder auch Abszesse entstehen.

Sinnvoll ist eine innerliche Behandlung zur Entlastung der Verdauungsorgane und eine Anregung der Ausscheidungs- und Stoffwechselprozesse.

## Arzneimittelempfehlungen

### Innere Therapie (oral)

| Mittel | Anwendung Erwachsene/Tag | Wirkung |
|---|---|---|
| Apis/Belladonna cum Mercurio Globuli velati (Wala) | Akut: 1–2-stündl. 10 Glob., anschließend 3 × 10 Glob. | Reguliert akut entzündliche Prozesse mit Eiterbildung und ggf. Fieber besonders im Anfangsstadium |
| Lachesis comp. Globuli velati (Wala) | Akut: 2-stündl. 10 Glob., anschließend 3 × 10 Glob. | Reguliert stark entzündliche Prozesse mit Eiterbildung und ggf. Fieber bei bestehenden Abszessen |
| Hepatodoron® Tbl. (Weleda) im Wechsel mit Choleodoron® Mischung (Weleda) | Abends: 4 Tbl. Hepatodoron gut zerkaut einnehmen<br>Tagsüber: 15 Tr. Choledoron n. d. E. | Anregend auf den Aufbaustoffwechsel der Leber in der Nacht<br>Anregend auf den Abbaustoffwechsel der Galle am Tag |
| Nierentonikum Sirup (Wala) | 2–3 × 1 TL v. d. E. | Unterstützt die Ausscheidung über die Nieren |
| Bitter Elixier Sirup (Wala) | 2–3 × 1 EL v. d. E. mit wenig Wasser verdünnt einnehmen | Anregend auf Motilität und Sekretion und stärkend auf die Verdauungsprozesse |

## Äußere Therapie/Sonstige

| Mittel | Anwendung Erwachsene/Tag | Wirkung |
|---|---|---|
| Calendula-Essenz (Wala/Weleda) | Verdünnt laut Packungsbeilage mehrmals täglich als Spülung oder feuchte Kompresse. Besonders auch nach Operationen zur Wundversorgung | Entzündungshemmend und wundheilungsfördernd bei eitrigen, oberflächennahen Wunden |
| Mercurialis Salbe (Wala)<br>Mercurialis perennis 10 % Salbe (Weleda) | Dünn auf die entzündeten Stellen auftragen, evtl. auch als Salbenverband bei starker Entzündung | Fördert das Einschmelzen der Eiterherde („Zugsalbe“) und ein schnelleres Abklingen der Entzündung |
| Narben Gel (Wala) | 1–2 × dünn einreiben nach vollständigem Wundverschluss | Wirkt Narbenverhärtung auch bei älteren Narben entgegen |

### Apothekenpraxis

**Therapieansatz**

- Es wird eine gleichzeitige Therapie von innen und von außen empfohlen.
- Lokale Behandlung durch Salben, Salbenverbände und feuchte Kompressen.
- Stärkung der Stoffwechselprozesse von innen über den Verdauungstrakt, Leber, Galle und Niere.
- Zur Rezidivprophylaxe langfristige Stärkung der Verdauungsprozesse wichtig.
- Eventuell kann eine generelle Unterstützung des Immunsystems sinnvoll sein (z. B. Meteoreisen Globuli velati).

**Fragen an den Kunden**

- Gab es Änderungen im Alltag?
  - Sitzende Tätigkeit.
  - Stress.
  - Einnahme von Medikamenten.
  - Einseitige Ernährung (z. B. Fastfood).
  - Neue Körperpflegeprodukte.
- Steht eine Operation des Furunkels bevor?
  - An die Wundversorgung denken.

**Anthroposophische Therapieergänzung sinnvoll bei:**

- Zugsalben.
- Antiseptika.
- Lokalantibiotika.

**Zusatzhinweise**

- Furunkel nicht selber öffnen.
- Bei selbstständiger Entleerung der Furunkel an die Reinigung und Desinfektion (Calendula Tinktur) der umliegenden Haut denken.
- Auf gesunde Ernährung achten.

## Grenzen der Selbstmedikation

- Furunkulose, größere Abszesse.
- Superinfektion.
- Fieber.

## Fußpilz

**Verwandte Indikationen:** Allergische Hautreaktionen, Ekzeme, Infektanfälligkeit.

### Symptome

- Juckreiz zwischen den Zehen.
- Weißlich aufgequollene Haut.
- Rötung und Erosionen.
- Pustelbildung.
- Abschuppung der Haut.

### Ganzheitliche Zusammenhänge

Die Haut befindet sich im Gleichgewicht zwischen von innen nach außen strebenden Aufbau- bzw. Stoffkräften und von außen nach innen wirkenden Abbau- bzw. Formkräften. Sie schließt den Menschen nach außen hin in gewisser Weise ab. Um gut mit der Außenwelt in Kontakt zu bleiben, ist andererseits eine lebendige Durchlässigkeit vorhanden. Man kann die Haut in ihrer wahrnehmenden Funktion mit einem Sinnesorgan vergleichen.

Die Haut ist durchdrungen von einem „Nervenkostüm". Hier ist die Empfindungsorganisation zu Hause, die Schmerzen, Juckreiz oder Wahrnehmungen vermittelt. Fremdeinwirkung von außen (Parasiten, Insekten, Infektionen) können das Nervenkostüm überreizen.

Bei Fußpilz ist das Gleichgewicht der Haut durch ein zu feuchtes Milieu gestört. Die Füße kühlen aus und sind nicht mehr richtig an den Gesamtwärmeorganismus angeschlossen, die Hautbarriere wird durch die feucht-kalte Oberfläche durchlässiger. Erreger, die sich im feucht-kühlen Milieu wohlfühlen, siedeln sich an. Wärme und Trockenheit im Fußbereich fördern den Heilungsprozess, körperliche Bewegung unterstützt allgemein den Wärmeorganismus.

Die Haut ist ein Spiegel der Verdauung, folglich kann die mangelnde Widerstandskraft auch über die Ernährung beeinflusst werden.

## Arzneimittelempfehlungen

### Innere Therapie (oral)

| Mittel | Anwendung Erwachsene/Tag | Wirkung |
|---|---|---|
| Gentiana Magen Globuli velati (Wala) | 3 × 10 Glob. v. d. E. | Das Mikrobiom stärkend, Anregung von Sekretion und Motilität durch Bitterstoffe |
| Amara Tropfen (Weleda) | 3 × 10–15 Tr. mit Wasser verdünnt einnehmen | Das Mikrobiom stärkend, regulierend bei funktionellen Störungen des Verdauungstrakts, Anregung von Sekretion und Motilität durch Bitterstoffe |



## Äußere Therapie/Sonstige

| Mittel | Anwendung Erwachsene/Tag | Wirkung |
|---|---|---|
| Kupfer Salbe rot (Wala), Cuprum metallicum praeparatum 0,4 % Salbe (Weleda) | Als Fußeinreibung zur Nacht, in Ergänzung zur morgendlichen Behandlung mit Silicea colloidalis comp. Hautgel | Durchwärmend, aufbauend, das Hautorgan stärkend und schützend |
| Silicea colloidalis comp. Hautgel (Wala) | Morgens die betroffenen Stellen an den Füßen einreiben, in Ergänzung zur abendlichen Behandlung mit Kupfersalbe rot | Strukturierend, juckreizstillend, stärkt die Abgrenzungsfunktion der Haut besonders bei feuchten Ekzemen |

| Mittel | Anwendung Erwachsene/Tag | Wirkung |
|---|---|---|
| Imlan® Creme pur (Amryth AG) | Auf die betroffene Haut 2 × aufragen | Regenerierend, antientzündlich und juckreizlindernd, ideal als Nachbehandlung nach antimykotischer Behandlung |

## Apothekenpraxis

**Therapieansatz**

- Stärkung der Abgrenzungsfunktion der Haut.
- Anregung des Wärmeorganismus bis in die Füße zur Stärkung des Immunsystems.
- Stärkung der Verdauung durch Bitterstoffe zur Anregung des Immunsystems.

**Fragen an den Kunden**

- Wie fühlen sich Ihre Füße an (kalt, feucht, trocken, warm, juckend)?
- Was für Schuhe tragen Sie?
- Wie oft wechseln Sie Ihre Schuhe?
- Welches Material haben Ihre Strümpfe?
- Wie ist Ihre Verdauung?
  - Regelmäßiger Stuhlgang?
  - Magen-Darm-Probleme?
  - Nahrungsunverträglichkeiten?
- Wie häufig haben Sie Fußpilz?

**Anthroposophische Therapieergänzung sinnvoll bei:**

- Antimykotika.
- Desinfizierendem Waschmittel für die Wäsche.
- Desinfizierendem Spray für die Schuhe.

**Zusatzhinweise**

- Schweißbildung an den Füßen vermeiden durch Trage von atmungsaktiven Schuhen (z. B. aus Leder) oder offenen Schuhen.
- Baumwollstrümpfe tragen, die täglich gewechselt werden und ausgekocht werden können. Keine synthetischen Strümpfe tragen.
- Warme Fußbäder mit schweißregulierenden Substanzen (z. B. Salbei).
- Warme Fußbäder mit Rosmarin zur Anregung der Wärme.
- Anwendung von adstringierendem Fußbalsam (z. B. Weleda Fußbalsam).
- Badeschuhen in Schwimmbädern tragen.

## Grenzen der Selbstmedikation

- Chronische Beschwerden, die immer wieder auftreten.
- Arztbesuch, wenn nach einer Woche keine Besserung eintritt.
- Keine Selbstmedikation bei Diabetikern, Immunpatienten und Patienten mit pAVK (periphere arterielle Verschlusskrankheit).

## Gelenkschmerzen

**Verwandte Indikationen:** Arthrose/Arthritis, Rückenschmerzen, Erschöpfung/Rekonvaleszenz, Muskelschmerzen, Verspannungen/Nackenschmerzen, Prellung/Verstauchung/Zerrung/stumpfe Verletzung.

### Symptome

- Gelenkschmerzen mit und ohne Belastung.
- Gelenksteifigkeit nach Ruhe.
- Bewegungseinschränkung.
- Verspannungen.
- Verschlimmerung bei Wetterwechsel, Ruhe oder Bewegung.
- Zunahme der Beschwerden mit steigendem Alter.

### Ganzheitliche Zusammenhänge

Ein Gelenk verbindet Knochen beweglich miteinander. Damit eine reibungslose Bewegung möglich wird, sind die Knochenenden von Knorpelgewebe überzogen. Die Gelenke befinden sich in einer abgeschlossenen Gelenkhöhle, welche mit Flüssigkeit gefüllt ist.
Alters- oder krankheitsbedingt kann es zu einer Veränderung oder Verminderung der Gelenkflüssigkeit kommen. Schmerzen und Entzündungen treten durch Reibung der Knorpel aneinander, durch Fehlbelastungen bzw. Verletzungen oder durch eine Abnahme der Knorpelmasse auf.
Die Anthroposophische Medizin spricht bei einer Entzündung von „Verdauungsprozessen (Aktivität, Auflösung, Wärme) am falschen Ort", der Organismus versucht, die Störung zu beseitigen. Dabei kann sich das Knorpelgewebe verändern. Symptome wie Schmerzen, Entzündungen und auch Deformationen können folgen. Die ordnende ICH-Organisation verliert hier die Kontrolle, die Empfindungsorganisation (Schmerzen) greift zu tief in den Organismus ein.

## Arzneimittelempfehlungen

### Innere Therapie (oral)

| Mittel | Anwendung Erwachsene/Tag | Wirkung |
|---|---|---|
| Equisetum/Stannum Globuli velati (Wala) | 3–5 × 10 Glob. | Stellt das Gleichgewicht zwischen Schwellung und Degeneration im Gelenk wieder her |
| Cartilago comp. Globuli velati (Wala) | 3 × 10 Glob., Dauertherapie: abends 10 Glob. | Regt die Regenerationskräfte des Gelenks an, begleitend bei Gelenkbeschwerden |
| Nierentonikum Sirup (Wala) | 2–3 × 1 TL Sirup, unverdünnt oder verdünnt einnehmen | Regt die Ausscheidungsfunktion der Nieren an, u. a. bei rheumatischen Erkrankungen |
| Hepatodoron® Tbl. Weleda | Morges 2 Tbl., abends 4 Tbl. gut zerkaut einnehmen, über einen längeren Zeitraum einnehmen (2–3 Monate) | Regt die Aufbaukräfte in der Leber an und stärkt darüber als Basismittel die Flüssigkeitsprozesse im Gelenk |

### Äußere Therapie/Sonstige

| Mittel | Anwendung Erwachsene/Tag | Wirkung |
|---|---|---|
| Arnica/Symphytum comp. Salbe (Weleda) | 1–3 × als Salbenstrang oder Salbenverband | Dämpfend bei Schmerzen und Nervenschmerzen, fördert die Ausscheidung und reguliert die Stoffwechselprozesse |

| Mittel | Anwendung Erwachsene/Tag | Wirkung |
|---|---|---|
| Solum Öl (Wala) | Öl: betroffene Körperstelle 1–2 × einreiben, anschließend warmhalten | Durchwärmend und schmerzlindernd, stärkt die Abgrenzungsfähigkeit z. B. bei Wetterwechsel, bringt starr gewordene Lebensprozesse in Bewegung, z. B. bei der Einlagerung von Flüssigkeit in den Körpergeweben |
| Aconit Schmerzöl (Wala) | 3 × die betroffenen Stellen einreiben und warmhalten, auch als Öl-Auflage (▸Teil 4, Öl-Auflage) | Durchwärmend, entspannend und beruhigend, schmerzlindernd besonders im Zusammenhang mit Nervenschmerzen |
| Arnica comp./ Cuprum Ölige Einreibung (Weleda) | 2 × die betroffenen Stellen einreiben und warmhalten, auch als Öl-Auflage (▸Teil 4, Öl-Auflage) | Durchwärmend in der Tiefe des Gewebes, entspannend, schmerzlindernd besonders im Zusammenhang mit Verspannungen |

## Apothekenpraxis

### Therapieansatz

- Schmerzen lindern durch Entspannung und Durchwärmung des Gewebes.
- Wärmeprozesse so anregen, dass sie die ausgekühlten und damit von der ICH-Organisation nicht mehr voll durchdrungenen Bereiche ergriffen werden können.
- Unterstützung der aufbauenden Lebensprozesse, die u. a. die Gelenkflüssigkeiten versorgen und den Knorpel elastisch halten.
- Durch Stärkung der aufbauenden Lebensprozesse den Flüssigkeitsorganismus über die Leber aktivieren.

- Ausleitungsprozesse über die Nieren anregen.
- Bewegung verbessert die Versorgung der Gelenkflüssigkeit mit Nähr- und Gleitstoffen.

**Fragen an den Kunden**

- Was hat die Gelenkschmerzen ausgelöst?
  - Körperliche Faktoren: z. B. Verletzungen, Überlastung, Verkühlung, Fehlhaltung oder Verschleiß.
  - Seelische Faktoren: z. B. Verspannungen, Ausnahmesituationen, Stress oder Erschöpfung.
  - Biographische Faktoren: z. B. Wechseljahre und Alter.
- Werden Arzneimittel eingenommen, die die aufbauenden Lebenskräfte schwächen (z. B. Chemotherapeutika, Antibiotika)?
- Treten die Gelenkschmerzen im Zusammenhang mit einem grippalen Infekt auf?

**Anthroposophische Therapieergänzung sinnvoll bei:**

- Oralen und topischen Schmerzmitteln.
- Wärmepflastern.

**Zusatzhinweise**

- Wärmehülle auf körperlicher, seelischer und geistiger Ebene pflegen.
- Bewegungstherapien, z. B. Heileurythmie, Physiotherapie, tägliche Gymnastik.
- Beweglichkeit der betroffenen Gelenke erhalten und fördern durch gelenkschonende Sportarten wie Schwimmen, Wandern, Walking, Radfahren u. a.
- Einseitige Belastungen vermeiden.
- Reduktion des Übergewichts zur Entlastung der Gelenke.

## Grenzen der Selbstmedikation

- Starke Schmerzen und Entzündungen.
- Bewegungsunfähigkeit.
- Unklare Beschwerden.

## Hämorrhoiden

**Verwandte Indikationen:** Venenschwäche, Verstopfung, Verdauungsbeschwerden, Juckreiz.

### Symptome

- Juckreiz, Brennen, Schleimabsonderungen nach dem Stuhlgang.
- Druckgefühl und Schmerzen im Bereich des Afters.
- Evtl. hellrotes Blut auf dem Toilettenpapier nach dem Stuhlgang.

### Ganzheitliche Zusammenhänge

Hämorrhoiden sind ringförmige Gefäßpolster in der Enddarmschleimhaut. Als Schwellkörper dienen sie dem Feinverschluss des Afters. Erweitern sich die Blutgefäße im Analkanal knotenförmig, führt das zu Beschwerden.

Hämorrhoiden werden dem varikösen Symptomenkomplex zugeordnet. Das venöse Blut muss bei seinem Rückfluss zum Herzen die Schwerkraft überwinden. Die Fähigkeit des menschlichen Organismus, Flüssigkeitsströme entgegen der Schwerkraft fließen zu lassen, ist ein Maß für die Lebenskraft des Menschen.

Im venösen System besteht ein fein austariertes Gleichgewicht zwischen der Lebenskräfteorganisation, die den Auftrieb ermöglicht und der Empfindungsorganisation, die die Venenwände in Form hält. Der Venentonus ermöglicht den Bluttransport zurück zum Herzen.

Ist der Tonus im Venensystem geschwächt, kommt es zu Störungen im venösen Rückstrom. Ein Hämorrhoidalleiden stellt sich ein, wenn der Rückfluss nicht vollständig erfolgt. Es bilden sich Stauungen, Überdehnungen und Ausbuchtungen. Faktoren wie Bindegewebsschwächen, Übergewicht, fortgeschrittenes Alter, Schwangerschaften, sitzende Tätigkeiten und Bewegungsmangel wirken schwächend auf die Lebenskräfte und können ein Hämorrhoidalleiden begünstigen.

Durch eine Unterstützung des Venentonus können die Stauungen gelindert werden. Ab einem gewissen Stadium müssen Hämorrhoiden operativ entfernt werden.

## Arzneimittelempfehlungen

### Innere Therapie (oral)

| Mittel | Anwendung Erwachsene/Tag | Wirkung |
|---|---|---|
| Hirudo comp. Globuli velati (Wala) | 2 × 15 Glob. | Ausgleichende und harmonisierende Wirkung auf alle Beschwerden des varikösen Symptomenkomplexes und auf Hämorrhoiden |
| Achillae comp. Mischung (Weleda) | 3 × 15 Tr. | Strukturierend und belebend bei Schwäche des venösen Systems |
| Tormentilla comp. Globuli velati (Wala) | 3 × 10 Glob. | Formend und strukturierend, besonders bei Blutungen |

### Äußere Therapie/Sonstige

| Mittel | Anwendung Erwachsene/Tag | Wirkung |
|---|---|---|
| Hämorrhoidalzäpfchen (Weleda), Quercus Hämorrhoidalzäpfchen (Wala) | Morgens nach der Stuhlentleerung und abends v. d. S. 1 Supp. | Strukturiert die erweiterten Blutgefäße der Schleimhaut und lindert die Schmerzen |
| Hamamelis comp. Salbe (Weleda), Quercus Salbe (Wala) | Mehrmals dünn auftragen | Lindert Juckreiz und Fissuren |
| Quercus Essenz (Wala) | Kompresse: 1 EL auf ¼ l Wasser, Sitzbäder: 2 EL pro Sitzbad | Beruhigend, adstringierend, gute Vorbehandlung zur Anwendung von Salbe und Zäpfchen bei starken Beschwerden |

## Apothekenpraxis

**Therapieansatz**

- Innere und äußere Therapie zusammen anwenden (Globuli, Salben, Zäpfchen).
- Regulierung der Flüssigkeitsstauungen im Becken (Rosskastanie und Hirudo).
- Formgebende und begrenzende Impulse durch Salben und Zäpfchen (z. B. Quercus, Hamamelis, Stibium).
- Juckreizstillung (z. B. Quercus).
- Entzündungshemmung (z. B. Hamamelis).

**Fragen an den Kunden**

- Wie ist die Stuhlkonsistenz (nach Bristol-Skala)?
  - Zu hart: Mehr Flüssigkeit zuführen, Ballaststoffreiche Nahrung, Lein- bzw. Flohsamen einnehmen.
  - Zu weich: z. B. Gerbstoffe innerlich wie Weleda Geum urbanum D1 Dil., Digestodoron®.
- Art der Beschwerden:
  - Liegt eher ein Druckschmerz vor, ein leichtes Jucken oder Brennen?
  - Häufig frisches Blut im Stuhl?
  - Ist der Schließmuskel schon beeinträchtigt, kommt es zu Schleimabsonderungen?
  - Liegt eine chronische Entzündung der Hämorrhoiden vor, verbunden mit starken Schmerzen?

**Anthroposophische Therapieergänzung sinnvoll bei:**

- Zäpfchen und Salben mit Lokalanästhetika und Corticoiden.
- Abführmitteln.

**Zusatzhinweise**

- Sitzhaltung bei Stuhlentleerung verändern (medizinischer Toilettenhocker; siehe „Darm mit Charme“ von Julia Enders).
- Körperliche Bewegung.
- Sanfte Analhygiene (z. B. happypo®).
- Bei ausgeprägten Beschwerden verschafft ein Sitzring Linderung.

## Grenzen der Selbstmedikation

- Starke Schmerzen beim Stuhlgang.
- Blutende, nässende und schmerzende Knoten im Analbereich sollten ärztlich abgeklärt werden.

## Halsschmerzen

**Verwandte Indikationen:** Erkältung/Grippaler Infekt/Fieber, Heiserkeit/Kehlkopfentzündung, Husten, Infektanfälligkeit, Nasennebenhöhlenentzündung, Ohrenschmerzen, Schnupfen, Erschöpfung/Rekonvaleszenz.

### Symptome

- Schluckbeschwerden, Schluckstörungen.
- Schmerzen.
- Trockenheitsgefühl, Wundgefühl im Hals.
- Evtl. leichte Temperaturerhöhung.
- Heiserkeit.

### Ganzheitliche Zusammenhänge

Die Mund- und Rachenschleimhaut kleidet den Rachenraum aus. Schleim- und Speicheldrüsen bilden den Speichel, der diesen Bereich feucht hält, Schlucken und Sprechen erleichtert und eine Schutzschicht zur Abwehr äußerer Reize bildet.

Durch Austrocknung oder eine Veränderung der Zusammensetzung wird die Mund- und Rachenschleimhaut anfällig, Erreger können sich ansiedeln. Über einen Entzündungsprozess, der einen Versuch der Selbstregulation darstellt, versucht der Organismus, die Erreger zu eliminieren. Dabei können Halsschmerzen, Schluckbeschwerden oder Heiserkeit entstehen.

Sind auch die Mandeln betroffen, kann es sich um eine bakterielle Infektion durch Streptokokken handeln. Auf den Mandeln entsteht ein eitriger Belag, die Schluckschmerzen nehmen zu. Durch eine Erhöhung der Körpertemperatur versucht der Organismus, eingedrungene Erreger effektiv zu reduzieren.

## Arzneimittelempfehlungen

### Innere Therapie (oral)

| Mittel | Anwendung Erwachsene/Tag | Wirkung |
|---|---|---|
| Apis Belladonna Globuli velati (Wala) | Akut: stündl. 10 Glob., anschließend 3 × 10 Glob. | Lindernd bei akuten Halsschmerzen, abschwellend, entzündungsregulierend |
| Apis/Belladonna cum Mercurio Globuli velati (Wala) | Akut: 1–2 × stündl. 10 Glob., anschließend 3 × 10 Glob. | Abschwellend, schmerzlindernd, besonders bei stark entzündeten bis eitrigen Tonsillen |
| Pyrit/Zinnober Tbl. (Weleda) | 2–6 × 1 Tbl. | Lindernd bei schmerzhaften Halsentzündungen, durchwärmend, beruhigend bei geröteter Schleimhaut im Halsbereich |

## Äußere Therapie/Sonstige

| Mittel | Anwendung Erwachsene/Tag | Wirkung |
|---|---|---|
| Bolus Eucalypti comp. Pulver (Weleda) | 3–5 × 1 Dosierlöffel in 100 ml Wasser geben | Lokal entzündungsregulierend an den Schleimhäuten, schnelle Schmerzlinderung |
| Echinacea Mund- und Rachenspray (Wala) | 1–2 × 2–3 Sprühstöße auf die Mandeln oder den Rachenring geben | Fördert die Ausheilung bei Entzündungen im Mund- und Rachenraum, schmerzlindernd |
| Echinacea/Mercurius comp. Supp. (Wala) | 2–3 × tägl. 1 Supp. in den Mastdarm einführen | Entzündungsregulierend bei Mandelentzündung |
| Halswickel Zitrone (Wachswerk) | Anwärmen, um den Hals legen und mit einem Schal umwickeln | Durchwärmend, schmerzlindernd |
| Halswickel mit Zitrone | (▸Teil 4, Halswickel mit Zitrone) | Schmerzlindernd |

## Apothekenpraxis

**Therapieansatz**

- Gute Durchwärmung der Hals- und Rachenregion, dadurch Unterstützung der ICH-Organisation (Halswickel).
- Regulierung der Entzündungsprozesse.
- Schmerzstillung.

**Fragen an den Kunden**

- Treten die Beschwerden im Zusammenhang mit anderen Symptomen auf?
- Ist die Ursache bekannt, z. B. Erkältung, Allergie, evtl. auch Reflux, Immunschwäche, Unverträglichkeit?
- Sind die Mandeln eitrig belegt?
- Liegen starke Schluckbeschwerden oder Atemnot vor?

**Anthroposophische Therapieergänzung sinnvoll bei:**

- Lokalanästhetika.
- Schmerzmitteln.
- Antibiotika.

**Zusatzhinweise**

- Hals warm halten (Schal).
- Raumluft feucht halten.
- Ausreichend trinken, am besten warme Getränke.
- Arzneitee.

## Grenzen der Selbstmedikation

- Sehr schlechter Allgemeinzustand (evtl. ist eine Infektion wie Diphtherie vorhanden → ärztliche Kontrolle!).
- Pfeiffersches Drüsenfieber.
- Eitrige Halsentzündungen.

## Heiserkeit/Kehlkopfentzündung

**Verwandte Indikationen:** Erkältung/Grippaler Infekt/Fieber, Halsschmerzen, Husten, Infektanfälligkeit, Nasennebenhöhlenentzündung, Ohrenschmerzen, Schnupfen, Erschöpfung/Rekonvaleszenz.

### Symptome

- Trockenheitsgefühl, Wundgefühl im Hals.
- Heiserkeit.
- Stimmverlust.
- Trockener Reizhusten.

### Ganzheitliche Zusammenhänge

Die Mund- und Rachenschleimhaut kleidet den Rachenraum aus. Schleim- und Speicheldrüsen bilden den Speichel, der diesen Bereich feucht hält, Schlucken und Sprechen erleichtert und eine Schutzschicht zur Abwehr äußerer Reize bildet.
Durch Austrocknung oder eine Veränderung der Zusammensetzung wird die Mund- und Rachenschleimhaut anfällig. Erreger können sich ansiedeln. Über einen Entzündungsprozess, der einen Versuch der Selbstregulation darstellt, versucht der Organismus, die Erreger zu eliminieren. Dabei können Halsschmerzen, Schluckbeschwerden oder Heiserkeit entstehen.
Im Kehlkopf (Larynx) wird der sonst unhörbare Atmungsstrom zum Ton gesteigert. Der Luftstrom erfährt eine Modulation und Gestaltung. Durch diese Formung der Luft beim Sprechen korrespondiert der Mensch mit der Umwelt. Fein aufeinander abgestimmte Prozesse zwischen Mund- und Nasenhöhlen, Kehlkopf und Stimmbändern lassen differenzierte Töne entstehen.
Die sensible Kehlkopffunktion reagiert empfindlich auf seelische Anspannung, eine verkrampfte Körpermuskulatur, falsches Atmen oder ein Überstrapazieren der Stimme durch lautes Reden.
Entzündete Schleimhäute verändern die Bedingungen, rasselnde, heisere oder rauchige Laute sind die Folge. Das Ungleichgewicht kann sich bis zur Sprachlosigkeit steigern.

## Arzneimittelempfehlungen

### Innere Therapie (oral)

| Mittel | Anwendung Erwachsene/Tag | Wirkung |
|---|---|---|
| Anis/Pyrit Tbl. (Weleda) | Stündl. 1 Tbl. | Regulierend bei Heiserkeit und Kehlkopfentzündung (Redner, Lehrer), auch bei trockenen Schleimhäuten im Halsbereich |
| Archangelica comp. Globuli velati (Wala) | 1–3 × tägl. 10 | Reguliert Schleimhautschwellungen des Kehlkopfes, bei Heiserkeit und Stimmlosigkeit |
| Larynx comp. Globuli velati (Wala) | Bis 5 × 10 Glob. | Harmonisierend bei Stimmbandschwäche, chronische Kehlkopfentzündung |
| Pyrit/Zinnober Tbl. (Weleda) | 2–6 × 1 Tbl. | Lindert schmerzhafte Halsentzündungen, durchwärmend, bei geröteter Schleimhaut im Halsbereich |

### Äußere Therapie/Sonstige

| Mittel | Anwendung Erwachsene/Tag | Wirkung |
|---|---|---|
| Halswickel Zitrone (Wachswerk) | Anwärmen, um den Hals legen und mit einem Schal umwickeln | Durchwärmend, schmerzlindernd |

## Apothekenpraxis

**Therapieansatz**

- Gute Durchwärmung der Hals- und Rachenregion, dadurch Unterstützung der ICH-Organisation (Pyrit, Bienenwachs).
- Regulierung der Entzündungsprozesse.
- Schmerzstillung bei Bedarf.

**Fragen an den Kunden**

- Treten die Beschwerden im Zusammenhang mit anderen Symptomen auf?
- Ist die Ursache bekannt, z. B. starke stimmliche Belastung, Erkältung, Allergie, evtl. auch Reflux, Immunschwäche, Unverträglichkeit, Stress?
- Lag eine Intubation im Rahmen einer OP in der Vergangenheit vor?
- Liegen starke Schluckbeschwerden oder Atemnot vor?

**Anthroposophische Therapieergänzung sinnvoll bei:**

- Lutschpastillen gegen Heiserkeit.
- Halsspray (Antiseptika).

**Zusatzhinweise**

- Hals warm halten (Schal).
- Salbeibonbons lindern Schluckschmerz.
- Raumluft feucht halten.
- Ausreichend trinken, vorzugsweise warme Getränke.
- Stimme schonen, sprechen meiden, damit Entzündungen heilen können.

## Grenzen der Selbstmedikation

- Heiserkeit durch internistische oder neurologische Erkrankungen.

## Heuschnupfen

**Verwandte Indikationen:** Allergische Hautreaktionen, Sonnenallergie, Augen, entzündete/Bindehautreizung/Gerstenkorn, Ekzeme/Neurodermitis.

### Symptome

- Juckreiz an Schleimhäuten.
- Juckreiz der Augen, Nase, Hals, Gehörgang.
- Schmerzen, Schwellungen, Rötungen der Schleimhaut.
- Niesreiz, laufende Nase, tränende Augen.
- Brennende Schmerzen und Rötung der Augen.
- Lidschwellung.
- Abgeschlagenheit, Müdigkeit mit Konzentrationsschwäche



### Ganzheitliche Zusammenhänge

Die Schleimhäute der Nase, der Augen oder des Halses bilden eine sensible Grenze zwischen dem inneren Organismus und der Außenwelt. Sie schützt vor äußeren Einflüssen wie Mikroben, Wind oder Sonnenstrahlung, bewahrt die Feuchtigkeit und gleicht Temperaturschwankungen aus.

Im gesunden Zustand hält sie das Gleichgewicht zwischen den von innen nach außen strebenden Aufbau- und Stoffkräften und den von außen nach innen wirkenden Abbau- bzw. Formkräften.

Allergische Schleimhautreaktionen sind Ausdruck einer Störung dieses Gleichgewichts.

Kann sich die Schleimhaut nicht ausreichend gegen äußere Einflüsse abgrenzen, reagiert sie mit einem Überschießen der von innen nach außen wirkenden Stoffkräfte. Ein messbares Stoffwechselprodukt ist hier das Histamin. Es macht das Gewebe durchlässiger und löst Grenzen auf. Die Schleimhaut verliert ihre „Form", Schwellungen, Juckreiz, Tränen und Fließschnupfen entstehen.

Eine geschwächte Gesamtkonstitution kann Ursache für eine labile Schleimhaut sein. Ebenso beeinflussen seelische Komponenten oder

Noxen, die von innen nach außen wirken, das empfindliche Gleichgewicht.

## Arzneimittelempfehlungen

### Innere Therapie (oral)

| Mittel | Anwendung Erwachsene/Tag | Wirkung |
|---|---|---|
| Calcium Quercus Globuli velati (Wala) | Akut: bis 5 × 10 Glob., Basistherapie: 3 × 10 Glob. | Basismittel, Gefäßabdichtend, antiallergisch, stärkt die Abgrenzungsfunktion der Haut, juckreizstillend |
| Urtica comp. Globuli velati (Wala) | Akut: bis 5 × 10 Glob., Basistherapie: 3 × 10 Glob. | Juckreizstillend, besonders bei starkem Juckreiz, antiallergisch |
| Berberis/Quarz Globuli velati (Wala) | 3 × 10 Glob. | Abschwellend bei chronisch und akut geschwollenen Schleimhäuten der oberen Luftwege, positive Erfahrungen auch bei Schnarchern: Besserung durch Abschwellen der Rachenschleimhaut |
| Concunctiva comp. Globuli velati (Wala) | 1–3 × 10 Glob. | Stark abschwellend bei akuter und chronischer Bindehautentzündung, entzündungshemmend |
| Absinthium D1/ Resina Laricis D3 Dilution (Weleda) | Akut: 3 × 10 Tr., 1 × 10 Tr. (prophylaktisch, 2–6 Wo. vor der Saison beginnen) | Verdauungsstärkend, reguliert chronisch-entzündliche Begleitprozesse, z. B. der Bindehaut oder der Nasenschleimhaut |

| Mittel | Anwendung Erwachsene/Tag | Wirkung |
|---|---|---|
| Hepatodoron® Tbl. (Weleda) | Morgens 2 Tbl., abends 4 Tbl. gut zerkaut einnehmen | Unterstützt die Aufbaufunktion der Leber, stärkt die Gesamtkonstitution |
| Gentiana Magen Globuli velati (Wala) | 3 × 10 Glob. | Reguliert die abbauenden Verdauungstätigkeit, stärkt die Gesamtkonstitution |

## Äußere Therapie/Sonstige

| Mittel | Anwendung Erwachsene/Tag | Wirkung |
|---|---|---|
| Heuschnupfenspray Nasenspray (Weleda) | 3 × 2 Sprühstöße pro Nasenloch, akut und vorbeugend | Stabilisiert die Nasenschleimhaut, abschwellend, akut und vorbeugend. |
| Gencydo 0,1 % Augentropfen (Weleda) | 3–5 × 1 Tr. | Lindert starkes Augenjucken, stabilisiert die Schleimhäute im Auge, akut und vorbeugend |
| Euphrasia Augentropfen Einzeldosen (Wala) | 3–5 × 1 Tr. | Entzündungsregulierend, Basismittel bei gereizten Augen |
| Euphrasia D3 Augentropfen (Weleda) | | |

| Mittel | Anwendung Erwachsene/Tag | Wirkung |
| --- | --- | --- |
| Echinacea Quarz comp. Augentropfen Einzeldosen (Wala) | 1–2 × tägl. bis stündl. 1 Tr. | Entzündungsregulierend, stärkt das lokale Immunsystem am Auge, stabilisierend bei akut entzündlich-allergischer Bindehautentzündung |
| Nasenbalsam für Kinder (Wala) | Mehrmals tgl. | Abschwellend bei allergischem Schnupfen, auch für Erwachsene, die ein Präparat ohne ätherische Öle suchen |

## Apothekenpraxis

### Therapieansatz

- Stärkung der Abgrenzungsfunktion der Schleimhäute (z. B. Calcium Quercus).
- Kräftigung der Aufbaufunktion der Leber (z. B. Hepatodoron).
- Stärkung der abbauenden Verdauungstätigkeit (z. B. Bitterstoffe wie Gentiana und Absinthium).
- Stabilisierung der überschießenden Immunreaktionen an den Schleimhäuten (z. B. Berberis, Quarz).
- Linderung der Symptome an den betroffenen Organen (z. B. Gencydo, Euphrasia).

### Fragen an den Kunden

- Sind die Allergene bekannt?
  - Ist eine Entlastung des Organismus durch Meidung der allergieauslösenden Faktoren in den akuten Phasen möglich?
- Treten parallel zum Heuschnupfen Verdauungsstörungen wie Reizdarmproblematiken oder Unverträglichkeiten auf?
- Was wurde bisher zur Stärkung der Konstitution unternommen?

**Anthroposophische Therapieergänzung sinnvoll bei:**

- Antihistaminika.
- Corticoiden.
- Cromoglicinsäure.

**Zusatzhinweise**

- Sinnvoll ist eine individuelle konstitutionelle Behandlung durch einen Arzt.
- Allergenkontakt meiden.
- Regelmäßige Nasenspülungen (Rhinodoron® oder Nasendusche mit Salzlösung).
- Getragene Kleidung nicht im Schlafzimmer ablegen, Wäsche nicht im Freien trocknen (Pollenflug!).
- In der akuten Heuschnupfenphase abends die Haare durch Waschen von den Pollen befreien.
- Bei Augenbeschwerden im Freien eine Sonnenbrille tragen.

## Grenzen der Selbstmedikation

- Quincke-Ödem.
- Starke Beschwerden mit asthmatischen Begleiterscheinungen.
- Starke Beschwerden und eine generalisierte allergische Reaktion.

## Husten

**Verwandte Indikationen:** Erkältung/Grippaler Infekt/Fieber, Halsschmerzen, Heiserkeit/Kehlkopfentzündung, Infektanfälligkeit, Nasennebenhöhlenentzündung, Ohrenschmerzen, Schnupfen, Erschöpfung/Rekonvaleszenz.

### Symptome

- Husten mit zähem, z. T. schwer löslichem Schleim.
- Brustschmerzen beim Husten.
- Reizhusten, Husten ohne Auswurf.
- Bellender, harter Husten.
- Evtl. leichte Temperaturerhöhung.

### Ganzheitliche Zusammenhänge

Durch ein herzhaftes Husten befreit sich der Organismus von Fremdstoffen (z. B. Staub), die in Bronchien und Lungen eingedrungen sind. Der Hustenreflex dient so in erster Linie der Reinigung. Entzünden sich die Bronchialschleimhäute im Rahmen einer Erkältung, so schwellen sie an und röten sich. Durch die Schwellung entsteht eine Art Fremdkörpergefühl in den Atemwegen, die den mehr oder weniger starken Hustenreiz auslösen kann.

Im weiteren Verlauf tritt Serum durch die Kapillarwände ins Gewebe über. Durch vermehrte Schleimbildung entlastet sich das Gewebe. Der Schleim löst sich allmählich und wird abgehustet und die Entzündung klingt ab. Durch entzündliche Reize kann es zu schmerzhaften Krämpfen der Bronchialmuskulatur kommen.

Neben dem meist verschleimt auftretenden Husten im Zusammenhang mit Erkältungskrankheiten kann es durch Einwirkung verschiedener Reize wie Allergene, Staub, kalte Luft etc. zu einem trockenen Reizhusten ohne Auswurf kommen. Ein Hustenreiz kann auch eine seelische Abwehrhaltung begleiten: „jemandem etwas husten“. Schließlich können Medikamente (u. a. ACE-Hemmer, Betablocker) oder eine schwerwiegende Erkrankung (Herzschwäche, Lungenkrebs) einen Reizhusten auslösen.

Einer Beratung in der Apotheke zum Thema Husten muss eine genaue Abfrage der Umstände (Dauer, Beschaffenheit, Begleitsymptome usw.) vorangehen.
In der Therapie geht es um die Verflüssigung des Schleims, die Anregung des Abhustens, um Entzündungsdämpfung, einer Entkrampfung der Bronchialmuskulatur und der Normalisierung des Wärmehaushaltes.

## Arzneimittelempfehlungen

### Innere Therapie (oral)

| Mittel | Anwendung Erwachsene/Tag | Wirkung |
|---|---|---|
| Plantago Husten-saft Sirup (Wala) | 3 × 1 EL<br>akut:<br>2-stündl. 1 TL | Schleimlösend, entkrampfend und entzündungsregulierend |
| Hustenelixier Sirup (Weleda) | 3-stündl. 1 TL | Lindert den Hustenreiz und fördert das Abhusten,<br>entkrampfend und entzündungsregulierend |
| Bronchi Plantago Globuli velati (Wala) | 3 × 10 Glob. | Schleimlösend und hustenreizlindernd bei akuten Entzündungen des Kehlkopfs, der Bronchien und verschleimtem Husten |
| Archangelica comp. Globuli velati (Wala) | 3 × 10 Glob. | Reizlindernd bei Reizhusten, auch bei nächtlichem Hustenreiz,<br>unterstützend bei Heiserkeit und Stimmlosigkeit |
| Flechtenhonig Sirup (Weleda) | 3–5 × 1 TL | Lindert den Hustenreiz (z. B. Raucherhusten),<br>aufbauend bei chronisch geschwächter Bronchialschleimhaut |

### Äußere Therapie/Sonstige

| Mittel | Anwendung Erwachsene/Tag | Wirkung |
|---|---|---|
| Bronchialbalsam Ölige Einreibung (Weleda), Plantago Bronchialbalsam (Wala) | 1–2 × Brust und Rücken einreiben | Durchwärmend, lösend, beruhigend |
| Lavendelöl 10 % Ölige Einreibung (Weleda) oder Brustwickel | 1–2 × Brust und Rücken mit einigen Tr. Lavendelöl einreiben, Brustwickel: ▶Teil 4, Brustwickel mit Öl | Krampflösend, beruhigend, entspannend, durchwärmend |
| Hustenbrustwickel Thymian (Wachswerk) | Wärmender Wachs-Öl-Wickel zum Auflegen auf den Bronchialbereich | Wärmend, lindernd bei trockenem Reizhusten, Keuchhusten und Erkältungsbeschwerden |
| Hustenbrustwickel Eucalyptus (Wachswerk) | Wärmender Wachs-Öl-Wickel zum Auflegen auf den Bronchialbereich | Wärmend, lindernd in der Anfangsphase von Erkältungen, Bronchitiden, akuten und chronischen Erkrankungen der Luftwege |

### Apothekenpraxis

**Therapieansatz**

- Unterstützung des Wärmeorganismus zur Anregung der ICH-Organisation und damit Stärkung des Immunsystems.
- Regulierung der überschießenden Flüssigkeitsprozesse an der Bronchialschleimhaut (Entzündungen, Schwellungen, Schleimabsonderungen).

- Linderung von Überreizungen.
- Unterstützung der Selbstregulation der Bronchialschleimhaut.

**Fragen an den Kunden**

- Seit wann bestehen die Beschwerden?
- Wie fühlt sich der Husten an (trocken, verschleimt, schmerzhaft, krampfartig, heiser, bellend, rasselnd).
- Welche Begleitsymptome werden wahrgenommen?
- Sind die Ursachen bekannt, z. B. Husten im Zusammenhang mit einer Erkältung?
- Was wurde bisher unterstützend an äußeren Maßnahmen wie Wickel oder Einreibungen unternommen?
- Rauchen Sie?
- Steht der Husten im Zusammenhang mit einer Umweltbelastung oder Allergie?

**Anthroposophische Therapieergänzung sinnvoll bei:**

- Antibiotika.
- Hustenstillern.
- Hustenlösern.

**Zusatzhinweise**

- Ausreichend trinken (z. B. Hustentee).
- Raumluft feucht halten.
- Brustraum und Schultern warm halten (Tuch).



## Grenzen der Selbstmedikation

- Asthma und Pseudokrupp.
- Blutiger Auswurf.
- Starke Schmerzen beim Atmen, Atemnot.
- Begleitsymptome wie Atemnot, hohes Fieber, starke Erschöpfung können auf eine Lungenentzündung hindeuten.
- Fieber und starke Schmerzen beim Atmen könnten eine Rippenfellentzündung anzeigen (Pleuritis).

## Infektanfälligkeit

**Verwandte Indikationen:** Erkältung/Grippaler Infekt/Fieber, Fußpilz, Halsschmerzen, Heiserkeit/Kehlkopfentzündung, Husten, Nasennebenhöhlenentzündung, Ohrenschmerzen, Schnupfen, Erschöpfung/Rekonvaleszenz, Stress, Lippenherpes.

### Symptome

- Überdurchschnittlich häufig auftretende Infektionen, ein grippaler Infekt, Erkältung.
- Unverträglichkeiten (z. B. Nahrungsmittel), Allergien.
- Abgeschlagenheit, Müdigkeit.

### Ganzheitliche Zusammenhänge

Ein gut funktionierendes Immunsystem besitzt die Fähigkeit, körperfremde von körpereigenen Stoffen zu unterscheiden und entsprechend mit ihnen umzugehen. Diese ordnenden Kräfte gehen von der ICH-Organisation aus. Die ICH-Organisation wirkt über das Blut, vor allem aber in und über die Wärme.

Verschiedene Einflüsse können die Wärmeprozesse im Organismus schwächen. So führen z. B. Infektionen oder negative seelische Erlebnisse zu einer inneren Auskühlung. Das Immunsystem wird anfällig, körperfremde Stoffe können leichter eindringen. Auch Überreaktionen sind möglich, der Organismus reagiert überschießend auf vermeintlich harmlose Stoffe aus der Außenwelt (Allergien).

Licht- und Wärmekräfte aus Pflanzen oder Mineralien helfen, die Konstitution zu stärken und wieder eine gesunde Wärme- und ICH-Durchdringung des Organismus herzustellen.

## Arzneimittelempfehlungen

### Innere Therapie (oral)

| Mittel | Anwendung Erwachsene/Tag | Wirkung |
|---|---|---|
| Meteoreisen Globuli velati (Wala) | 1–3 × 10 Glob., vorbeugend: 1 × 10 Glob. | Basismittel für das Immunsystem; reguliert den Wärmeorganismus, kräftigt die Gesamtkonstitution, stärkt die Abwehrkräfte |
| Meteoreisen Inject Ampullen (Wala) | 2–3 × wöchentl. zur subcutanen Injektion in die Bauchdecke | Basismittel für das Immunsystem; reguliert den Wärmeorganismus, kräftigt die Gesamtkonstitution, stärkt die Abwehrkräfte |
| Prunuseisen Globuli velati (Wala) | 3–4 × 10 Glob. | Anregung und Stärkung der aufbauenden Lebenskräfte (besonders für Kinder von 1–7 Jahren) |

### Äußere Therapie/Sonstige

| Mittel | Anwendung Erwachsene/Tag | Wirkung |
|---|---|---|
| Malvenöl (Wala) | Vor dem Einschlafen den Körper oder nur die Gliedmaßen dünn einreiben | Durchwärmend, schützend, stärkend |
| Weleda Lavendel Entspannendes Pflege-Öl oder Weleda Wildrosenöl | Vor dem Einschlafen Körper dünn einreiben | Entspannend, harmonisierend, durchwärmend |
| Ansteigendes Fußbad mit z. B. Weleda Rosmarin Aktivierungsbad | ▶Teil 4, Ansteigendes Fußbad | Kräftige Durchwärmung der Füße, Anregung des Immunsystems |

## Apothekenpraxis

**Therapieansatz**

- Stärkung der Aufbau-Kräfte im Organismus (z. B. Prunus, Phosphor).
- Anregung der ICH-Organisation in ihrer ordnenden, regulierenden und durchwärmenden Fähigkeit. (z. B. Eisen, Öle).
- Harmonisierung der Alltagsrhythmen (u. a. Schlafen, Essen, Atmen, Bewegung).
- Bewusste Lebensweise (u. a. Ernährung, Umgang mit Arzneimitteln, Medien).
- Beziehungspflege (Menschen, Umwelt, Achtsamkeit).

**Fragen an den Kunden**

- Wie häufig treten die Infekte auf?
- Sind die Ursachen bekannt und gab es ärztliche Untersuchungen im Vorfeld (Blutbild)?
- Liegt eine Grunderkrankung vor?
- Fragen nach den Lebensumständen (Ernährung, Schlafverhalten, Stress, Bewegung).

**Anthroposophische Therapieergänzung sinnvoll bei:**

- Nahrungsergänzungsmitteln.
- Pflanzlichen Immunstimmulanzien.

**Zusatzhinweise**

- Den Körper gut durchwärmen: Kleidung, Fußbäder, Öleinreibung.
- Zeit der Genesung (Rekonvaleszenz) ernst nehmen.
- Leichte und gesunde, vitaminreiche Ernährung.
- Seelenpflege (Musik, Malen, Lesen).

## Grenzen der Selbstmedikation

- Zu häufige und schwere Infekte.
- Echte Immunerkrankungen (u. a. HIV, Leukämie).

## Insektenstiche

**Verwandte Indikationen:** Juckreiz, Allergische Hautreaktionen, Sonnenallergie.

### Symptome

- Stechender Schmerz, gerötete Haut.
- Schwellung an der Einstichstelle, die sich ausbreiten kann (allergische Reaktion).
- Juckreiz.
- Entzündung des Stichs durch Aufkratzen.

### Ganzheitliche Zusammenhänge

Die Haut schließt den Organismus nach außen hin ab. Sie schützt vor äußeren Einflüssen wie Mikroben, Wind oder Sonnenstrahlung. Sie bewahrt die Feuchtigkeit und gleicht Temperaturschwankungen zwischen dem inneren Organismus und der Außenwelt aus.

Im gesunden Zustand hält sie das Gleichgewicht zwischen den von innen nach außen strebenden Aufbau- und Stoffkräften und den von außen nach innen wirkenden Abbau- bzw. Formkräften.

Ein Insektenstich ist ein starker äußerer Reiz. Die Haut kann sich nicht mehr genügend abgrenzen. Sie verliert kurzfristig die Kontrolle über ihre Formkräfte und reagiert mit einem Überschießen der von innen nach außen wirkenden Stoffkräfte. Ein messbares Stoffwechselprodukt ist hier das Histamin. Es macht das Gewebe durchlässiger und löst Grenzen auf, Quaddeln, Schwellungen und Juckreiz entstehen. Der folgende Entzündungsprozess ist als Versuch der Selbstregulation zu verstehen, damit die Haut wieder zurück in ihr stabiles Gleichgewicht gelangt.

## Arzneimittelempfehlungen

### Innere Therapie (oral)

| Mittel | Anwendung Erwachsene/Tag | Wirkung |
|---|---|---|
| Urtica comp. Globuli velati (Wala) | 1–3 × 10 Glob. | Juckreizstillend, entzündungshemmend |
| Apis mellifica D6 Streukügelchen (Weleda) | 3 × 10 Glob. | Mildernd bei Bienen- und Wespenstichen |

### Äußere Therapie/Sonstige

| Mittel | Anwendung Erwachsene/Tag | Wirkung |
|---|---|---|
| Combudoron® Gel (Weleda), Wund- und Brandgel (Wala) | Gel dünn auf die betroffenen Stellen auftragen und antrocknen lassen, Anwendung wiederholen, bis der Juckreiz nachlässt | Juckreizstillend, kühlend, entzündungshemmend, wundheilungsfördernd |
| Combudoron® Flüssigkeit (Weleda), Brandessenz (Wala) | Anwendung: verdünnt, d. h. 1 EL (ca. 15 ml) auf 150 ml Wasser zu Umschlägen verwenden, besonders gut für große Flächen geeignet | Juckreizstillend, kühlend, entzündungshemmend, wundheilungsfördernd |

## Apothekenpraxis

**Therapieansatz**

- Wiederherstellung des gesunden Gleichgewichts in der Haut. Überschießende Stoff – und Formkräfte werden wieder in eine Balance gebracht.
- Regulierung von Entzündungen.
- Stabilisierung der Hautbarriere.
- Juckreizlinderung.

**Fragen an den Kunden**

- An welcher Körperstelle befindet sich der Insektenstich (CAVE: Mund- und Augenbereich)?
- Sind Allergien auf bestimmte Insekten bekannt?
- Sind mit dem Insektenstich weitere Symptome aufgetreten (Kreislaufbeschwerden, Atemnot, Schwindel ...)?

**Anthroposophische Therapieergänzung sinnvoll bei:**

- Antihistaminika (oral und topisch).
- Cortisonhaltigen Dermatika.

**Zusatzhinweise**

- Stiche nicht aufkratzen.
- Nach Bienen-/Wespenstich den Stachel mit einer Pinzette entfernen.
- Kühle Umschläge lindern den Juckreiz.
- Vorbeugend natürliche Repellents auftragen.

## Grenzen der Selbstmedikation

- Bienen- und Wespenallergie (allergischer Schock!).
- Bienen-/Wespenstiche im Mund und Rachenbereich.
- Begleitend starke Kopfschmerzen.
- Massive Schwellungen.

## Jetlag

**Verwandte Indikationen:** Kopfschmerzen, Kreislaufschwäche, Reisekrankheit, Schlafstörungen.

### Symptome

- Müdigkeit.
- Tagesschläfrigkeit.
- Gestörtes Allgemeinbefinden.
- Abgeschlagenheit.
- Ein- und Durchschlafstörungen.
- Erhöhtes Schlafbedürfnis.
- Konzentrationsschwäche.
- verminderte Leistungsfähigkeit.
- Kreislaufprobleme.
- Venöse Stauungen.

### Ganzheitliche Zusammenhänge

Der menschliche Organismus unterliegt einem geordneten Tag-Nacht-Rhythmus. Während der Schlafphase in der Nacht ereignen sich wichtige Aufbauprozesse. Die aufbauenden Leberprozesse haben ihren Höhepunkt zwischen 2 und 3 Uhr nachts. Stoffwechselaktivitäten geschehen im Unbewussten, d.h. ohne Zutun des menschlichen Bewusstseins. Die Bewusstseins- und Wahrnehmungsprozesse z.B. der Sinnesorgane laufen hingegen tagsüber im Wachzustand ab. Sie sind von abbauender Natur.

Durch die Zeitverschiebung bei einer Fernreise wird der rhythmische Wechsel von Wach- und Schlafphase, von Auf- und Abbauprozessen gestört. Es muss sich erst ein neues Gleichgewicht einstellen. Schlafstörungen in solchen Übergangsphasen sind die Folge verschobener Rhythmen.

Durch einen Langstreckenflug mit Zeitverschiebung entsteht eine seelische Dissoziation, d.h. das Seelische trennt sich aus der organischen Grundlage des Körpers, was neben dem Schlafproblem zu Abgeschlagenheit und einem gestörten Allgemeinbefinden führen kann.

## Arzneimittelempfehlungen

### Innere Therapie (oral)

| Mittel | Anwendung Erwachsene/Tag | Wirkung |
|---|---|---|
| Aurum Valeriana Globuli velati (Wala) und Solum Globuli velati (Wala) | 3 Tage vor dem Hinflug: je 3 × 10 Glob., während der Hinreise: Im stündl. Wechsel 5 Glob., während des Kurzaufenthalts in der anderen Zeitzone bzw. 3 Tage vor dem Rückflug: je 5–3 × 10 Glob., während des Rückfluges: Im stündl. Wechsel 5 Glob., 3 Tage nach der Ankunft: je 5–3 × 10 Glob. | Rhythmisierend, ausgleichend, herzstärkend, abschirmend |
| Borago comp. Globuli velati (Wala) | 3–5 × 10 Glob. während der gesamten Reisedauer | Venenstärkend |

### Äußere Therapie/Sonstige

| Mittel | Anwendung Erwachsene/Tag | Wirkung |
|---|---|---|
| Solum Badezusatz (Wala) | 30 ml in ein Vollbad geben am Abend nach der Ankunft | Stärkend und durchwärmend, erhöht die Belastbarkeit gegenüber Außenreizen und bei Wetterfühligkeit, „Schützende Hülle“ |

| Mittel | Anwendung Erwachsene/Tag | Wirkung |
|---|---|---|
| Solum Öl (Wala) | Ganzkörpereinreibung | Stärkend und durchwärmend, erhöht die Belastbarkeit gegenüber Außenreizen und bei Wetterfühligkeit, „Schützende Hülle" |
| Aurum comp. Unguentum (Wala) | Bei Bedarf während und nach der Reise eine Herz-Auflage mit Salbe (▶Teil 4, Herz-Auflage mit Salbe) auf das Herz legen | Herzstärkend |
| Venadoron® Lotion (Weleda) | Vor und während der Reise die Beine einreiben | Venenstärkend, abschwellend |

## Apothekenpraxis

### Therapieansatz

- Physiologische Rhythmen unterstützen.
- Gesamtkonstitution uns Abschirmung stärken.
- Venösen Rückfluss unterstützen.

### Fragen an den Kunden

- Wo geht die Reise hin?
- Welche Symptome durch Zeitverschiebungen sind Ihnen bekannt?
  - Schlafprobleme?
  - Müdigkeit, Erschöpfung?
  - Kreislaufprobleme.
- Haben Sie Venenbeschwerden nach langem Sitzen (z. B. Schwellung)?

**Anthroposophische Therapieergänzung sinnvoll bei:**

- Melatonin.
- Reiseapotheke.

**Zusatzhinweise**

- Bei Langstreckenflügen Kompressionsstrümpfe tragen.
- Während des Fluges ausreichend trinken.
- Am Ankunftsort Spaziergänge zu Fuß unternehmen (dem passiven Flug wird so etwas Aktives entgegengesetzt).
- Bei längeren Aufenthalten sofortige Einstellung auf die neue Zeitzone.

## Grenzen der Selbstmedikation

- Flugangst mit Panik.
- Thrombose.

## Juckreiz

**Verwandte Indikationen:** Ekzem/Neurodermitis, Allergische Hautreaktionen, Sonnenallergie, Insektenstiche, Augen, entzündete/Bindehautreizung/Gerstenkorn, Scheidenpilz/Scheidenentzündung, Hämorrhoiden, Heuschnupfen, Lippenherpes.

### Symptome

- Missempfindungen im Bereich der Haut oder der Schleimhaut (z. B. kribbelnd, stechend, brennend, kitzelnd).
- Lästiges und drängendes Bedürfnis, sich kratzen zu müssen.
- Verschiedene Formen möglich: Juckreiz mit und ohne Hautveränderung.

### Ganzheitliche Zusammenhänge

Die Haut befindet sich im Gleichgewicht zwischen von innen nach außen strebenden Aufbau- bzw. Stoffkräften und von außen nach innen wirkenden Abbau- bzw. Formkräften. Sie schließt den Menschen nach außen hin in gewisser Weise ab. Um gut mit der Außenwelt in Kontakt zu bleiben, ist andererseits eine lebendige Durchlässigkeit vorhanden. Man kann die Haut in ihrer wahrnehmenden Funktion mit einem Sinnesorgan vergleichen.

Die Haut ist durchdrungen von einem „Nervenkostüm". Hier ist die Empfindungsorganisation zu Hause, die Schmerzen, Juckreiz oder Wahrnehmungen vermittelt. Fremdeinwirkung von außen (Parasiten, Insekten, Infektionen) können das Nervenkostüm überreizen.

Durch eine geschwächte Hautkonstitution, wie es z. B. bei der Neurodermitis der Fall ist, kann die Reizschwelle vermindert sein. Reize, die eine gesunde Haut toleriert führen hier zu einer übersteigerten Wirkung, die sich im Juckreiz äußert.

Da die Haut auch ein Ausscheidungsorgan ist („dritte Niere"), können auszuscheidende Substanzen, die ihren Weg nicht über die Nieren- oder Leberwege finden, zu Juckreiz führen.

Weiterhin können durch Alter, Krankheit oder Stress die aufbauenden Stoffkräfte geschwächt sein. Dies führt zu einem übermäßigen Eingreifen der Empfindungsorganisation und damit zu Missempfindungen auf der Haut.

## Arzneimittelempfehlungen

### Innere Therapie (oral)

| Mittel | Anwendung Erwachsene/Tag | Wirkung |
|---|---|---|
| Urtica comp. Globuli velati (Wala) | Akut: 1–3 × 10 Glob., Basistherapie: 3 × 10 Glob. | Basismittel; juckreizstillend, entzündungshemmend |
| Calcium Quercus Globuli velati (Wala) | Akut: 1–3 × 10 Glob., Basistherapie: 3 × 10 Glob. | Stabilisiert die Hautbarriere, stärkt die Abgrenzungsfunktionen der Haut und Schleimhaut, juckreizlindernd |

### Äußere Therapie/Sonstige

| Mittel | Anwendung Erwachsene/Tag | Wirkung |
|---|---|---|
| Silicea colloidalis comp. Hautgel (Wala) | Mehrmals tgl. auf die juckende Haut auftragen | Juckreizstillend bei nässenden Ekzemen, stabilisierend bei Neigung zu Pilzerkrankungen |
| Wund- und Brandgel (Wala), Combudoron®, Gel (Weleda) | Dünn auf die betroffenen Stellen auftragen und antrocknen lassen | Juckreizstillend, entzündungshemmend, kühlend |
| Majorana Vaginalgel (Wala) | 1–2 × auf die Vaginalschleimhaut auftragen | Juckreizlindernd im Vaginalbereich |

| Mittel | Anwendung Erwachsene/Tag | Wirkung |
|---|---|---|
| Wecesin® Puder (Weleda) | Mehrmals tgl. bei Windpocken auf die Bläschen auftragen | Austrocknend, Juckreiz lindernd z. B. bei Windpocken |
| Dermatodoron® Salbe (Weleda) | 2–3 × auf die betroffenen Hautstellen auftragen | Beruhigend, juckreizlindernd, heilungsfördernd |

## Apothekenpraxis

**Therapieansatz**

- Juckreiz ist als Symptom zu beurteilen und immer ein Hinweis auf eine weitere Erkrankung oder einen Befall (z. B. Parasiten).
- Wenn möglich, Auslöser ausschalten.
- Durch Stärkung der Konstitution die Hautbarriere stabilisieren (z. B. Calcium Quercus).
- Aufbaukräfte in der Haut unterstützen (z. B. Dermatodoron).
- Die Formkräfte regulieren (z. B. Silicea colloidalis).
- Ausscheidungen über die Niere fördern.
- Entzündungen/überschießende Reaktionen im Gleichgewicht halten (z. B. Urtica comp.).

**Fragen an den Kunden**

- Ist der Juckreiz chronisch oder akut?
- Welche Körperstellen sind betroffen?
- Ist die Ursache des Juckreizes bekannt?
- Tritt der Juckreiz im Zusammenhang auf mit
  - der Einnahme bestimmter Medikamente (u. a. Blutdruckmittel, Antibiotika, Schmerzmittel ...),
  - der Ernährung (z. B. ungewohnten oder neuen Speisen),
  - Heuschnupfen/Allergien,
  - Kontakt zu reizenden Stoffen (Chemikalien, Duftstoffe, Pflanzen ...),

- Neurodermitis/Ekzemen,
- einem Parasitenbefall,
- einem Pilzbefall,
- inneren Erkrankungen, z. B. der Leber oder der Nieren,
- hormonellen Veränderungen,
- Infektionskrankheiten (Windpocken, Masern ...),
- psychischen Beschwerden,
- höherem Lebensalter.

**Anthroposophische Therapieergänzung sinnvoll bei:**

- Antihistaminika, Antiallergika.
- Arzneimitteln gegen Vaginalmykosen.
- Arzneimitteln gegen Parasiten.
- Immunsuppressiva bei Atopischen Ekzemen/Neurodermitis.

**Zusatzhinweise**

- Äußere Reize vermindern: Baumwolle/Seide auf der Haut tragen, milde Waschsubstanzen wählen, starke Wärme- oder Kältereize vermeiden usw.
- Ein Austrocknen der Haut vermeiden.
- Bei alten Menschen Haut regelmäßig mit Körperlotionen oder -ölen vor dem Austrocknen schützen, um Juckreiz zu vermeiden.
- Kratzen vermeiden, z. B. durch Ablenkung.
- Ausreichend trinken (Wasser).
- Auf einen ausgeglichenen Tagesablauf achten, Stress vermeiden.
- Entspannungstechniken lernen, z. B. autogenes Training.
- Heileurythmie.

## Grenzen der Selbstmedikation

- Länger andauernder Juckreiz ohne erkennbare Ursache.
- Juckreiz, der durch Kratzen zu äußeren Verletzungen der Haut führt.

## Kopfschmerzen

**Verwandte Indikationen:** Stress, Schlafstörungen, Nervosität/Unruhe, Erschöpfung/Rekonvaleszenz, Migräne, Nasennebenhöhlenentzündung, Erkältung/Grippaler Infekt/Fieber.

### Symptome

**Kopfschmerzen**

- Stechende, pulsierende, dumpfe, drückende Schmerzen im Kopf.
- Einseitiger oder beidseitiger Schmerz.
- Schmerzen können unterschiedlich lokalisiert sein (Stirn, Hinterkopf usw.).

### Ganzheitliche Zusammenhänge

Der menschliche Organismus gliedert sich in die drei funktionellen Ebenen Nerven-Sinnes-System, Rhythmisches System und Stoffwechsel-Gliedmaßen-System.

Im Nerven-Sinnes-System (NSS) sind die Lebens- und Aufbauprozesse auf ein notwendiges Maß reduziert, nur so ist das Wachbewusstsein möglich. Klarheit, Ruhe, Kühle, Formkraft sind die herausstehenden Eigenschaften eines gesunden NSS.

Im Stoffwechsel-Gliedmaßen-System (SGS) dagegen herrschen Wärme, Aktivität, Auflösung vor. Diese Eigenschaften sind nötig, damit beispielsweise Verdauungsprozesse gesund ablaufen können.

Bei Alltags- oder Spannungskopfschmerzen liegt häufig eine Überbeanspruchung des Nerven-Sinnes-Systems vor, Ruhe, Klarheit und Kühle entschwinden. Die Kopfschmerzen sind in diesem Fall Folge von Stress und Erschöpfung. Ebenso können Wetterfühligkeit, eine Kopfverletzung oder Veränderungen an der Halswirbelsäule Kopfschmerzen verursachen. Auch ein grippaler Infekt oder eine Sinusitis kann von Kopfschmerzen begleitet werden.

## Arzneimittelempfehlungen

### Innere Therapie (oral)

| Mittel | Anwendung Erwachsene/Tag | Wirkung |
|---|---|---|
| Ferrum-Quarz-Kapseln (Weleda) | 1–2 × 1 Kps. (rechtzeitig bei den ersten Anzeichen) | Schmerzlindernd bei Migräne oder Spannungskopfschmerz |
| Kephalodoron® 5 % Tbl. (Weleda) | 3 × 2 Tbl. kurmäßig über einen längeren Zeitraum (mind. 4 Wo., dann 1 Wo. Pause, dann Weiterbehandlung) | Basistherapie bei chronischem Spannungskopfschmerz und Migräne |
| Aurum/Apis regina comp. Globuli velati (Wala) | 3 × 10 Glob. | Ausgleichend bei subakut anhaltendem Erschöpfungssyndrom mit fast täglichen Kopfschmerzen |
| Gelsemium comp. Globuli velati (Wala) | Bis 5 × 10 Glob. | Lindernd bei Kopfschmerz im Zusammenhang mit grippalem Infekt und Kopfschmerzen, die vom Nacken und Hinterkopf ausstrahlen |
| Gelsemium/Bryonia comp. Mischung (Weleda) | 2–4 × 20 Tr. | |
| Solum Globuli velati (Wala) | Basisbehandlung: 3 × 10 Glob., während der Beschwerden vorübergehend bis 5 × 30 Glob. | Beruhigend und abschirmend bei wetterabhängigem Kopfschmerz, z. B. bei Föhnlage |
| Magnesium phosphoricum comp. Globuli velati (Wala) | 1–3 × tägl. bis 2-stündl., 5–10 Glob. | Lindert Kopfschmerzen im Zusammenhang mit schmerzhaften Verspannungen und Muskelverhärtungen |

## Äußere Therapie/Sonstige

| Mittel | Anwendung Erwachsene/Tag | Wirkung |
|---|---|---|
| Solum Öl (Wala) | 1–2 × Oberkörper mit dem Öl einreiben | Stärkend und durchwärmend, erhöht die Belastbarkeit gegenüber Außenreizen und bei Wetterfühligkeit, „Schützende Hülle“, lindernd bei wetterbedingten Kopfschmerzen |
| Solum Badezusatz (Wala) | 2–3 × wöchentl. ein Bad nehmen | |
| Arnika-Essenz (Wala oder Weleda) | 1 EL auf ¼ l Wasser, zu Umschlägen am Kopf. Umschläge anfangs ¼- dann ½-stündl. wechseln | Unterstützend bei posttraumatischen Kopfschmerzen, z. B. nach Verletzungen oder Erschütterungen |
| Aconit Schmerzöl | 1–2 × den Nackenbereich mit dem Öl einreiben, mit einem Schal bedecken | Lösend und schmerzlindernd besonders bei Kopfschmerz im Zusammenhang mit Nervenschmerzen |

### Apothekenpraxis

#### Therapieansatz

- Das überaktive Nerven-Sinnes-System reguliert sich wieder in einen klaren, ruhigen Zustand (z. B. Ferrum-Quarz).
- Überschießende Stoffwechsel- bzw. Wärmeprozesse werden aus dem Nerven-Sinnes-Bereich zurück in den Stoffwechselbereich geleitet (z. B. Ferrum-Quarz).
- Durch den Schutz vor zu starken äußeren Einflüssen wird einer Überforderung bzw. Erschöpfung vorgebeugt (z. B. Solum).

#### Fragen an den Kunden

- Ist der Kopfschmerz chronisch oder akut?
- Seit wann sind die Beschwerden vorhanden?

- Sind die Kopfschmerzen im Zusammenhang mit weiteren Symptomen aufgetreten?
  - Grippaler Infekt.
  - Muskelverspannungen.
  - Stress.
  - Schlafstörungen.
  - Verletzungen.
  - Veränderung der Lebensweise/des Umfeldes.
  - Einnahme neuer Medikamente.
- Was wurde bisher gegen die Kopfschmerzen unternommen?
- Werden Schmerzmittel im Dauergebrauch eingenommen?
- Wie viel Wasser wird am Tag durchschnittlich getrunken?

**Anthroposophische Therapieergänzung sinnvoll bei:**

- Schmerzmitteln.

**Zusatzhinweise**

- Genügende Flüssigkeitszufuhr (mind. 2 l Wasser/Tag).
- Regelmäßige Bewegung, möglichst im Freien (Ausdauersportarten sind gut geeignet).
- Durch Selbstbeobachtung Verspannungen des Kopf-Nackenbereichs bewusst machen und lösen.
- Regelmäßiger Tagesablauf, rhythmischer Wechsel von Ruhe- und Aktivitätsphasen.
- Auf genügend erholsamen Schlaf achten.
- Eurythmie, Entspannungstechniken.
- Tagebuch führen: auslösende Faktoren lassen sich so identifizieren.

## Grenzen der Selbstmedikation

- Chronische, immer wiederkehrende Beschwerden.
- Anfallsartige Beschwerden.
- Kopfschmerzen mit deutlichen Begleitsymptomen wie Schwindel, Erbrechen, Fieber, Sprach- und Sehstörungen, Gedächtnisverlust.
- Untypische, schwere Symptome, besonders Lähmungserscheinungen, können auf einen Schlaganfall hindeuten.

## Kreislaufschwäche

**Verwandte Indikationen:** Venenschwäche, Erschöpfung/Rekonvaleszenz, Erkältung/Grippaler Infekt/Fieber, Jetlag, Wechseljahresbeschwerden, Prämenstruelles Syndrom, Regelschmerzen.

### Symptome

- Schwindel, „Schwarzwerden vor den Augen“, Blutdruckabfall.
- Schwäche, Schweißausbruch (oft kalter Schweiß).
- Übelkeit.

### Ganzheitliche Zusammenhänge

Der „Kreislauf“ ist ein Strömungssystem des menschlichen Blutes. Er verbindet die inneren Organe mit der Atmung. Das Herz als Zentralorgan bildet die Mitte zwischen den aufbauenden Stoffwechselvorgängen und den abbauenden Nerven-Sinnes-Prozessen. Im rhythmischen Wechsel werden hier nicht nur Blutzirkulation und Lungenatmung, sondern der ganze Mensch harmonisiert und stabilisiert.

Das empfindliche Kreislaufsystem ist schnell zu stören: Infektionen, Stress, Klimawechsel, Ernährung, hormonelle Veränderungen und vieles mehr können eine Ursache sein. Die ICH-Organisation greift dann weniger stark in den Organismus ein. Da diese u. a. den aufrechten Gang reguliert, sind Schwäche und Schwindel erste körperlich wahrnehmbare Symptome. Schwäche, Tonus-Schwankungen, Blässe oder Übelkeit sind weitere Anzeichen für eine geschwächte ICH-Organisation.

## Arzneimittelempfehlungen

### Innere Therapie (oral)

| Mittel | Anwendung Erwachsene/Tag | Wirkung |
|---|---|---|
| Crataegus comp. Dil. (Weleda) | Akut: 25 Tr., bei allgemeiner Schwäche 3–5 × 20 Tr. | Stärkt und unterstützt das gesamte Herz-Kreislauf-System, akut stabilisierend, auch langfristig konstitutionell wirksam bei Kreislaufschwäche und niedrigem Blutdruck |
| Balsamischer Melissengeist (Weleda) | Akut: 20 Tr. auf Zucker oder mit Wasser verdünnt einnehmen, bis zu 5 × tgl. | Stärkend bei Schwindelanfällen, Ohnmachtsneigung, Übelkeit, den Gesamtstoffwechsel anregend, durchwärmend |
| Skorodit Kreislauf Globuli velati (Wala) | 1–3 × 10 Glob. | Reguliert besonders hypotone Kreislaufschwächen, hypotone Regulationsstörungen und Erschöpfung |
| Levico comp. Globuli velati (Wala) | 1–3 × 10 Glob. | Stärkend in der Rekonvaleszenz, den Eisenstoffwechsel unterstützend |

### Äußere Therapie/Sonstige

| Mittel | Anwendung Erwachsene/Tag | Wirkung |
|---|---|---|
| Weleda Rosmarin Aktivierungsbad<br>Weleda Citrus Erfrischungsbad | Als Vollbad, Teilbad oder Waschung, kühle Pulswickel bei akuter Schwäche | Durchwärmend (Rosmarin), erfrischend (Zitrone), kreislaufanregend |

## Apothekenpraxis

### Therapieansatz

- Unterstützung der Wärme- und Regulationskräfte (ICH-Organisation) (z. B. Rosmarin, Balsamischer Melissengeist).
- Anregung der allgemeinen Lebenskräfte (z. B. Levico).
- Wiederherstellung des Gleichgewichts im Kreislaufsystem durch Stabilisierung des Tonus (z. B. Skorodit, Crataegus).

### Fragen an den Kunden

- Ist die Kreislaufschwäche akut aufgetreten?
  - In welchem Zusammenhang?
  - Welche Besonderheiten gab es im Vorfeld (Stress, Ernährung, verändertes Umfeld ...)?
- Tritt die Kreislaufschwäche häufiger auf?
  - Sind die Ursachen bekannt?
  - Ist der Blutdruck bekannt?
- Gibt es einen Zusammenhang zu anderen Symptomen, z. B. Erkältung, Regelblutung, Beschwerden am Bewegungsapparat?
- Welche weiteren Beschwerden/Symptome sind wahrnehmbar (z. B. Ohrgeräusche, Schwerhörigkeit, Sehschwierigkeiten ...)?
- Welche Medikamente werden momentan eingenommen?
- Wie viel (Wasser) trinken Sie täglich?

### Anthroposophische Therapieergänzung sinnvoll bei:

- Korodin®.
- Effortil®.

### Zusatzhinweise

- Regelmäßige körperliche Bewegung, am besten an der frischen Luft.
- Wechselduschen.
- Bürstenmassagen.
- Bequeme, nicht einengende Kleidung.
- Langes Stehen oder Sitzen vermeiden, Position regelmäßig wechseln.
- Ausgewogene, regelmäßige Ernährung.
- Bei drohender Sturzgefahr Vorsorge treffen, z. B. Rollator.

## Grenzen der Selbstmedikation

- Ohnmacht.
- Übermäßige Schwäche.
- Plötzliche starke Schwäche ohne erkennbare Ursache.
- Kreislaufbeschwerden durch Bluthochdruck.

## Lippenherpes

**Verwandte Indikationen:** Infektanfälligkeit, Juckreiz.

### Symptome

- Flüssigkeitsgefüllte Bläschen an den Lippen oder Naseneingang.
- Lokales Spannungsgefühl, Brennen, Kribbeln und Jucken.
- Gelblich verkrustete Wundfläche nach dem Aufbrechen der Bläschen.
- Abheilung meist nach 10 Tagen.

### Ganzheitliche Zusammenhänge

Die Haut hält im gesunden Zustand ein Gleichgewicht zwischen aufbauenden Stoffkräften und abbauenden Formkräften. Die Aufbaukräfte, die zur regelmäßigen Erneuerung der Hautzellen, Wachstum und Regeneration führen, werden von der Lebensorganisation gesteuert. Die Empfindungsorganisation lenkt das Eingreifen der formenden und abbauenden Kräfte, die durch Wind, Sonne, Trockenheit etc. an den Organismus herangetragen und anhand von Schuppen- oder Faltenbildung sichtbar werden. Die übergeordnete ICH-Organisation reguliert das Gleichgewicht zwischen Auf- und Abbau.

Beim Ausbruch eines Herpes ist die ICH-Organisation in ihrer ordnenden Funktion auf das Hautgleichgewicht geschwächt. Die aufbauenden Stoffwechselkräfte schießen über ihr Ziel hinaus. Sie bilden nun den Nährboden für die meist schon im Organismus vorhandenen Herpesviren.

Auslöser für die Schwächung der ICH-Organisation können neben einer allgemeinen Schwäche des Immunsystems starke Sinneseindrücke, wie z. B. Ekel sein. Eine übermäßige Sonneneinstrahlung schwächt zusätzlich die Empfindungsorganisation, die den überschießenden Stoffkräften nicht mehr genügend Formkräfte entgegensetzen kann, sodass sich Bläschen bilden.

## Arzneimittelempfehlungen

### Innere Therapie (oral)

| Mittel | Anwendung Erwachsene/Tag | Wirkung |
|---|---|---|
| Apis/Belladonna cum Mercurio Globuli velati (Wala) | 2-stündl. 10 Glob. v. d. E. | Entzündungshemmend, lymphflussanregend, bei akuter Primärinfektion |
| Meteoreisen Globuli velati (Wala) | 3 × 10 Glob., vorbeugend: 1 × 10 Glob. | Stärkt die Abwehrkräfte, reguliert den Wärmehaushalt des Körpers, stabilisiert die Gesamtkonstitution |

### Äußere Therapie/Sonstige

| Mittel | Anwendung Erwachsene/Tag | Wirkung |
|---|---|---|
| Calendula-Essenz (Wala oder Weleda) | Mehrmals tgl. unverdünnt auf die Bläschen tupfen | Entzündungshemmend, antiviral, granulationsfördernd |
| Calcea Wund- und Heilcreme (Wala) | 2–3 × auf die Bläschen auftragen | Entzündungshemmend, antiviral, granulationsfördernd |
| Echinacea Mund- und Rachenspray (Wala) | Mehrmals tgl. aufsprühen | Entzündungshemmend, bei begleitenden Läsionen an der Mundschleimhaut |
| Labimint Akut Lippenpflege (Hauschka-med) | Mehrmals tgl. auftragen, wenn die Lippen zu kribbeln beginnen | Kühlend, entzündungshemmend |

## Apothekenpraxis

**Therapieansatz**

- Stärkung des Immunsystems über die Anregung der ICH-Organisation/ordnende Kräfte (Echinacea).
- Lokale Stärkung der Formkräfte durch Tinkturen oder Salben (Calcea, Calendula).
- Regulierung des Entzündungsgeschehens (Apis/Belladonna cum Mercurio).

**Fragen an den Kunden**

- Haben Sie Fieber oder einen grippalen Infekt?
- Ist Ihr Immunsystem geschwächt?
- Haben Sie sich geekelt?
- Waren Sie länger in der Sonne?

**Anthroposophische Therapieergänzung sinnvoll bei:**

- Antiviralen Cremes.
- Herpespflastern.
- Lysin.

**Zusatzhinweise**

- Bläschen nicht aufkratzen.
- Stärkung des Immunsystems (Schlaf, Ernährung).
- Lysin einnehmen.

## Grenzen der Selbstmedikation

- HIV-Infektion, Krebs.
- Säuglinge und Kleinkinder.
- Keine Besserung nach 10 Tagen.
- Starke Schmerzen und Fieber.
- Schwangerschaft.

## Migräne

**Verwandte Indikationen:** Erschöpfung/Rekonvaleszenz, Kopfschmerzen, Nervosität/Unruhe, Schlafstörungen, Stress, Verdauungsbeschwerden.

### Symptome

- Periodisch wiederkehrender Kopfschmerz, oft halbseitig. Oftmals Verschlimmerung durch Bewegung.
- Begleitet von Übelkeit, Schwindel.
- Erhöhte Reizempfindlichkeit gegenüber Licht und Lärm.
- Wahrnehmungsstörungen und Taubheitsgefühle sind möglich.

### Ganzheitliche Zusammenhänge

Der menschliche Organismus gliedert sich in drei funktionelle Ebenen Nerven-Sinnes-System, Rhythmisches System und Stoffwechsel-Gliedmaßen-System.

Im Nerven-Sinnes-System (NSS) sind die Lebens- und Aufbauprozesse weitgehend auf ein notwendiges Maß reduziert, nur so ist das Wachbewusstsein möglich. Klarheit, Ruhe, Kühle, Formkraft sind die herausstehenden Eigenschaften eines gesunden NSS. Im Stoffwechsel-Gliedmaßen-System (SGS) dagegen herrscht Wärme, Aktivität, Auflösung vor. Diese Eigenschaften sind nötig, damit beispielsweise Verdauungsprozesse gesund ablaufen können.

Nach dem Verständnis der anthroposophischen Medizin greifen bei einer Migräne die Eigenschaften, die eigentlich in ein gesundes SGS gehören, zu stark in das NSS ein. Es liegt ein „Verdauungsprozess am falschen Ort" vor. Das führt zu einem Übermaß an Stoffwechseltätigkeit in einem Organ des NSS. Symptome wie Schmerzen, Übelkeit, Schwindel und Reizüberempfindlichkeit entstehen.

## Arzneimittelempfehlungen

### Innere Therapie (oral)

| Mittel | Anwendung Erwachsene/Tag | Wirkung |
|---|---|---|
| Ferrum-Quarz-Kapseln (Weleda) | 1–2 × 1 Kps. (rechtzeitig bei den ersten Anzeichen) | Schmerzlindernd bei Migräne oder Spannungskopfschmerz |
| Kephalodoron® 5 % Tbl. (Weleda) | 3 × 2 Tbl. kurmäßig über einen längeren Zeitraum (mind. 4 Wo., dann 1 Wo. Pause, dann Weiterbehandlung) | Langfristige Basistherapie bei chronischem Spannungskopfschmerz und Migräne |
| Aurum/Apis regina comp. Globuli velati (Wala) | 3 × 10 Glob. | Ausgleichend bei subakut anhaltendem Erschöpfungssyndrom mit fast täglichen Kopfschmerzen |
| Secale/Quarz Globuli velati (Wala) | 3–5 × 10 Glob. | Reguliert cerebrale Durchblutungsstörungen bei Migräne |
| Solum Globuli velati (Wala) | Basisbehandlung: 3 × 10 Glob., während der Beschwerden vorübergehend bis 5 × 30 Glob. | Beruhigend und abschirmend bei wetterabhängiger Migräne, z. B. bei Fönlage |

### Äußere Therapie/Sonstige

| Mittel | Anwendung Erwachsene/Tag | Wirkung |
|---|---|---|
| Solum Öl (Wala) | 1–2 × Oberkörper mit dem Öl einreiben | Stärkend und durchwärmend, erhöht die Belastbarkeit gegenüber Außenreizen und bei Wetterfühligkeit, „Schützende Hülle", lindernd bei wetterbedingter Migräne |
| Solum Badezusatz (Wala) | 2–3 × wöchentl. ein Bad nehmen | |
| Aconit Schmerzöl (Wala) | 1–2 × den Nackenbereich mit dem Öl einreiben, mit einem Schal bedecken | Lösend und schmerzlindernd besonders bei Migräne im Zusammenhang mit Nervenschmerzen |



## Apothekenpraxis

### Therapieansatz

- Arzneimittel, die Vorbilder für ein kühles, klares, in der Ruhe arbeitendes Nerven-Sinnes-Systems sind, helfen dabei, das gesunde Gleichgewicht wiederherzustellen:
  - Das überaktive Nerven-Sinnes-System reguliert sich wieder in einen klaren, ruhigen Zustand (z. B. Ferrum-Quarz).
  - Überschießende Stoffwechsel- bzw. Wärmeprozesse werden aus dem Nerven-Sinnes-Bereich zurück in den Stoffwechselbereich geleitet (z. B. Ferrum-Quarz).
- Durch den Schutz vor zu starken äußeren Einflüssen wird einer Überforderung bzw. Erschöpfung vorgebeugt (z. B. Solum).

### Fragen an den Kunden

- Seit wann liegen die Beschwerden vor?
- Sind die Beschwerden zum ersten Mal aufgetreten oder wurde schon früher eine Migräne diagnostiziert?

- In welchen Zusammenhängen tritt die Migräne auf (Stress, Schlafstörungen, Verletzungen, Muskelverspannungen, Veränderung der Lebensweise, Medikamente, Menstruation)?
- Welche weiteren Symptome sind vorhanden (Übelkeit, Schwindel, Sehstörungen, Überempfindlichkeit gegenüber Licht, Lärm, Geruch)?
- Was wurde bisher gegen die Kopfschmerzen unternommen?
- Werden Schmerzmittel im Dauergebrauch eingenommen?
- Wie viel Wasser wird am Tag durchschnittlich getrunken?

**Anthroposophische Therapieergänzung sinnvoll bei:**

- Analgetika.
- Prokinetika.
- Triptanen.

**Zusatzhinweise**

- Genügende Flüssigkeitszufuhr (mind. 2 l Wasser/Tag).
- Regelmäßige Bewegung, möglichst im Freien (Ausdauersportarten sind gut geeignet).
- Regelmäßiger Tagesablauf, rhythmischer Wechsel von Ruhe- und Aktivitätsphasen.
- Auf genügend erholsamen Schlaf achten.
- Meidung bestimmter Lebensmittel wie Rotwein, Schokolade oder Käse.
- Eurythmie, Entspannungstechniken.
- „Wochenend-Migräne“: am Wochenende nicht zu sehr aus dem Rhythmus kommen, z. B. durch zu langes Ausschlafen.
- Tagebuch führen: auslösende Faktoren lassen sich so identifizieren.

## Grenzen der Selbstmedikation

- Chronische, immer wiederkehrende, starke Beschwerden.
- Anfallsartige Beschwerden.
- Kopfschmerzen mit deutlichen Begleitsymptomen wie Schwindel, Erbrechen, Fieber, Sprach- und Sehstörungen, Gedächtnisverlust.
- Untypische, schwere Symptome, besonders Lähmungserscheinungen, können auf einen Schlaganfall hindeuten.

## Muskelschmerzen

**Verwandte Indikationen:** Gelenkschmerzen, Rückenschmerzen, Verspannungen/Nackenschmerzen, Wadenkrämpfe.

### Symptome

- Muskelschmerzen.
- Verhärtungen einzelner Muskelgruppen.
- Bewegungseinschränkungen.

### Ganzheitliche Zusammenhänge

Das eigentlich starre Skelett des Menschen wird durch das Zusammenspiel von Muskeln, Sehnen und Gelenken flexibel. Wärmeprozesse durchdringen besonders die Muskeln und bringen den Organismus in Bewegung. Seelische Befindlichkeiten beeinflussen den Muskeltonus. Dies ist an der Körperhaltung gut sichtbar.

Wenn das Muskelgewebe nicht genügend von der Wärme durchdrungen wird, kommt es zu Verdichtungs- und Erstarrungsprozessen. Mangelnde mechanische Durchblutung z. B. durch Fehlhaltungen oder auch seelische Erstarrung können zu Verspannungen und Schmerzen führen. Durch Unterstützung der Wärmeorganisation auf körperlicher und seelischer Ebene verbessern sich Blutzirkulation und Beweglichkeit.

## Arzneimittelempfehlungen

### Innere Therapie (oral)

| Mittel | Anwendung Erwachsene/Tag | Wirkung |
|---|---|---|
| Magnesium phosphoricum acidum D6 Dil. (Weleda) | 3–5 × 15 Tr. in Wasser | Muskelentspannend, Muskulatur in die Leichte bringend, krampflösend |
| Magnesium phosphoricum comp. Globuli velati (Wala) | 1–3 × bis 2-stündl. 10 Glob. | Muskelentspannend, Muskulatur in die Leichte bringend, bei schmerzhaften Verhärtungen und Ablagerungen |
| Arnica e planta tota D6, Globuli velati (Wala) | 1–3 × 10 Glob. | Basismittel bei unklarer Genese, regeneriert das Gewebe, fördert die Durchblutung |

### Äußere Therapie/Sonstige

| Mittel | Anwendung Erwachsene/Tag | Wirkung |
|---|---|---|
| Aconit Schmerzöl (Wala) | 1–3 × die betroffenen Stellen einreiben und warm halten, auch Anwendung als Öl-Auflage (▸Teil 4, Öl-Auflage) | Schmerzlindernd bei Nervenschmerzen (Aconit), entspannend, beruhigend, regt die körpereigene Wärmebildung an, bei akuten Beschwerden |

| Mittel | Anwendung Erwachsene/Tag | Wirkung |
|---|---|---|
| Arnica comp./Cuprum Ölige Einreibung (Weleda) | Morgens und abends die betroffenen Körperpartien mit jeweils 3–5 Tr. Öl einreiben und danach warm halten, auch Anwendung als Öl-Auflage (▶Teil 4, Öl-Auflage) | Entspannend, schmerzlindernd, durchwärmt in der Tiefe des Gewebes |
| Solum Öl, Solum Salbe, Solum Badezusatz, (Wala) | 1–2 × die betroffene Körperstelle einreiben, Vollbad: 2 × wöchentl. | Stärkend und durchwärmend, erhöht die Belastbarkeit gegenüber Außenreizen und bei Wetterfühligkeit, „Schützende Hülle", langfristige Anwendung bei chronischen Beschwerden möglich/sinnvoll |
| Weleda Arnika Massageöl | Zweimal tägl. einreiben, für die akute und präventive Anwendung geeignet | Durchwärmend, anregend |
| Johannisöl Kompresse (Wachswerk) | Wärmender Wachs-Öl-Wickel zum Auflegen | Schmerzlindernd, durchwärmend |
| Weleda Rosmarin Aktivierungsbad | Als Vollbad oder als Waschung, anwenden | Durchblutungsfördernd, durchwärmend |
| Rosmarin Salbe 10 % (Weleda) | Betroffene Stellen 1–3 × einmassieren | Durchblutungsfördernd, durchwärmend |

## Apothekenpraxis

**Therapieansatz**

- Wärmeorganismus über die Durchblutung anregen (Rosmarin).
- Muskulatur in die Leichte bringen und entspannen (Magnesium).
- Auskühlung und Nervenschmerzen entgegenwirken (Aconit).
- Entzündungen regulieren.

**Fragen an den Kunden**

- Sind die Schmerzen akut?
- Treten die Schmerzen häufiger auf?
- Stehen Sie im Zusammenhang mit Überlastungen durch Sport oder körperlicher Arbeit?
- Stehen die Schmerzen im Zusammenhang mit Wetterwechsel?
- Sind ihre Gliedmaßen eher kalt oder warm?
- Erleben Sie Wärme als wohltuend?

**Anthroposophische Therapieergänzung sinnvoll bei:**

- Wärmepflastern.
- Schmerzsalben.
- Analgetika.
- Magnesiumpräparaten.

**Zusatzhinweise**

- Aufwärmtraining vor dem Sport.
- Ausreichende Bewegung, Lockerungsübungen im Alltag.
- Auf wärmende Kleidung achten.

## Grenzen der Selbstmedikation

- Taubheitsgefühle.
- Starke Bewegungseinschränkung, Schwellung, Schmerzen können auf eine Verletzung hindeuten.

## Narben

**Verwandte Indikationen:** Akne, Wundversorgung, Furunkel.

### Symptome

- Rötung, Juckreiz, Schmerz.
- Keloidbildung.
- Spannungsgefühl.
- Je nach Lage der Narbe: Bewegungseinschränkung.
- Sensibilität gegenüber Wetterwechsel.

### Ganzheitliche Zusammenhänge

Die Haut hält im gesunden Zustand ein Gleichgewicht zwischen aufbauenden Stoffkräften und abbauenden Formkräften. Die Aufbaukräfte, die zur regelmäßigen Erneuerung der Hautzellen, Wachstum und Regeneration führen, werden von der Lebensorganisation gesteuert. Die Empfindungsorganisation lenkt das Eingreifen der formenden und abbauenden Kräfte.

Die übergeordnete ICH-Organisation reguliert das Gleichgewicht zwischen Auf- und Abbau in der Haut.

Um nach einer gesunden Wundheilung ein ausgeglichenes Hautbild zu bekommen, müssen die Aufbau- und Abbaukräfte der Haut im Gleichgewicht stehen. Wenn den aufbauenden Stoffkräften zu schwache Formkräfte gegenüberstehen, kommt es zu Wucherungen des Gewebes.

Bei tiefliegender Narbenbildung (z. B. bei Akne) sind die Aufbaukräfte für neues Hautgewebe zu schwach. Bei hypertrophen Narben ist eine ungebremste Wucherung zu Beginn der Wundheilung in eine zu starke Verfestigung des Gewebes übergegangen. Die Formkräfte haben in diesem Fall zu stark gewirkt.

Eine gute Wundversorgung von Anfang an kann das Gleichgewicht zwischen Stoff- und Formkräften im richtigen Gleichgewicht halten. Hat die Narbenbildung schon begonnen, kann die Verfestigung im gewissen Rahmen aufgelockert und eine weniger feste, besser strukturierte Neubildung des Gewebes angeregt werden. Bei alten Narben ist eine Verbesserung des Hautbildes denkbar. Ein angenehmeres Hautgefühls, bessere Elastizität und weniger Wetterfühligkeit sind gut möglich.

## Arzneimittelempfehlungen

### Äußere Therapie/Sonstige

| Mittel | Anwendung Erwachsene/Tag | Wirkung |
|---|---|---|
| Narben Gel (Wala) | 1–2 × auftragen und einreiben, bis es trocken ist, zur Nachbehandlung geschlossener Wunden | Beugt Wucherungen (Keloidbildung) vor, wirkt Narbenverhärtungen auch älterer Narben entgegen, juckreizlindernd, fördert das Abklingen der Rötungen, bessert das Spannungsgefühl |
| Calendula Wundsalbe (Weleda) | Mehrmals tgl. auftragen, nach der Erstversorgung, mit beginnender Schorfbildung | Entzündungshemmend, antimikrobiell, granulationsfördernd, regt eine gesunde Narbenbildung an |
| Calcea Wund- und Heilcreme (Wala) | Mehrmals tgl. auftragen, nach der Erstversorgung, mit beginnender Schorfbildung | Entzündungshemmend, antimikrobiell, granulationsfördernd, regt eine gesunde Narbenbildung an |

## Apothekenpraxis

**Therapieansatz**

- Regulierung der überschießenden Stoffkräfte.
- Weiterbehandlung zur Vermeidung einer Keloidbildung (Narben Gel).
- Nach Wundverschluss, Erhaltung der Elastizität.
- Beginn der Narbenbehandlung möglichst frühzeitig (Calendula).

**Fragen an den Kunden**

- Wie alt ist die Narbe?
- Wann wurde die Operation durchgeführt?
- Sind die Fäden schon gezogen?
- Ist die Wunde schon vollständig geschlossen?
- Ist die Wunde noch entzündet?

**Anthroposophische Therapieergänzung sinnvoll bei:**

- Verbandsmaterial.
- Narbengel (z. B. mit Silikon).
- Wundsalben.

**Zusatzhinweise**

- Frische Narben nicht dehnen, ziehen.
- Regelmäßige sanfte Massagen unterstützen die Elastizität.
- UV-Bestrahlung so gut wie möglich verhindern (Pigmentverschiebungen möglich).
- Saunabesuche bzw. extreme Kälte bei frischen Narben meiden.



## Grenzen der Selbstmedikation

- Plötzlich stark schmerzende Narben.
- Narben, die plötzlich beginnen zu wuchern.
- Infizierte Narben.

## Nasennebenhöhlenentzündung

**Verwandte Indikationen:** Erkältung/Grippaler Infekt/Fieber, Halsschmerzen, Heiserkeit/Kehlkopfentzündung, Husten, Infektanfälligkeit, Ohrenschmerzen, Schnupfen, Erschöpfung/Rekonvaleszenz.

### Symptome

- Kopfschmerzen im Stirn- oder Kieferbereich.
- Verstärkung der Schmerzen beim Vorbeugen.
- Nasaler Ausfluss, eitrig.
- Manchmal sichtbare Schwellung, Beeinträchtigung des Sehvermögens.

### Ganzheitliche Zusammenhänge

Die Nasennebenhöhlen gliedern sich in eine Anzahl lufterfüllter Räume, die im gesunden Zustand über den Riechsinn und den Klang der Stimme wahrgenommen werden können. Sie sind durch enge Öffnungen (Ostien) mit der Nasenhöhle verbunden und erwärmen, reinigen und befeuchten die Atemluft. Nasen- und Nasennebenhöhlen sind mit einer Schleimhaut ausgekleidet. Diese ist gut durchblutet, der Tonus bzw. die Zirkulation im Gewebe ist ausgeglichen.

Das Element „Luft" hat einen Bezug zu den Bewusstseinsprozessen im Menschen. Bei einer Sinusitis trübt sich das Bewusstsein. Wahrnehmungsprozesse verändern sich, da sich statt Luft Flüssigkeit oder Eiter in den Nebenhöhlen befindet.

Der Organismus versucht, durch vermehrte Stoffwechselaktivitäten den gesunden Zustand auf der Schleimhaut wiederherzustellen. Schwellung, Entzündung und weitere Sekretbildung sind die Folgen. Der entzündete Bereich gerät aus der Form, statt klarer Schleimhautstrukturen ist das Gewebe schlaff und schwammig.

Die Anthroposophische Medizin spricht bei einer Entzündung von „Verdauungsprozessen (Aktivität, Auflösung, Wärme) am falschen Ort". Diese Form der Selbstregulation ermöglicht ein Verdauen, ein Auflösen des Zuviels an Flüssigkeit oder auch der eingedrungen Erreger. Um die Entzündung zu lindern, lenkt man die Verdauungs-Prozesse wieder an die richtigen Stellen, ins Verdauungssystem.

## Arzneimittelempfehlungen

### Innere Therapie (oral)

| Mittel | Anwendung Erwachsene/Tag | Wirkung |
|---|---|---|
| Sinudoron® Mischung (Weleda) | 3 × 15 Tr., Akutbehandlung bei eitrig-entzündlichen Formen, zur Nachbehandlung und Stabilisierung der Nasenschleimhaut 2–3 Wo. lang einnehmen | Entzündungshemmend, schleimhautaufbauend |
| Myristica sebifera comp. Globuli velati (Wala) | 3–5 × 10 Glob. | Schleimverflüssigend, antientzündlich |
| Berberis/Quarz Globuli velati (Wala) | 3 × 10 Glob., auch zur Nachbehandlung und Stabilisierung | Abschwellend, entzündungshemmend |
| Agropyron Globuli velati (Wala) | 2–4 × 15 Glob., akut bis zu 2-stündl. 15 Glob. | Normalisierung übermäßiger Sekretbildung, Linderung entzündlicher Reaktionen der Schleimhaut, bei Schnupfen und Halsschmerzen |
| Gentiana Magen Globuli velati (Wala) | 3 × 10 Glob. v. d. E. | Antientzündlich über die Anregung der Bitterstoffrezeptoren in den Nasennebenhöhlen, Regulierung der Verdauungstätigkeit |

### Äußere Therapie/Sonstige

| Mittel | Anwendung Erwachsene/Tag | Wirkung |
|---|---|---|
| Cochlearia armoracia 10 % Salbe (Weleda) | 2–3 × dünn äußerlich im Bereich der Nebenhöhlen auftragen | Schleimverflüssigend, leicht reizend und durchblutungsfördernd durch die Scharfstoffe |
| Mercurialis perennis 10 % Salbe (Weleda) | 2–3 × dünn äußerlich im Bereich der Nebenhöhlen auftragen | Schleimverflüssigend, antientzündlich |
| Nasenbalsam für Kinder (Wala) | Mehrmals tgl. | Adstringierend, leicht abschwellend, ohne ätherische Öle |
| Nasenbalsam (Wala), Schnupfencreme (Weleda) | Mehrmals tgl. | Adstringierend, leicht abschwellend, befreiend, lymphflussanregend, enthält ätherische Öle |

## Apothekenpraxis

### Therapieansatz

- Anregung der Formkräfte an der Schleimhaut (Berberis, Quarz).
- Unterstützung der Selbstregulation durch Stärkung der Wärmeorganisation (z. B. Cochlearia, Rosmarin).
- Wiederherstellung einer gesunden Schleimhautfunktion über die Aufbaukräfte (Argentum).
- Regulierung übersteigerter Flüssigkeits- und Absonderungsprozesse (Agropyron).
- Ableitung von Stauungen über Anregung des Lymphfluss (Zinnober).
- Regulierung der Entzündung (Argentum nitricum).

**Fragen an den Kunden**

- Wie beschreiben Sie das Nasensekret (fließend, stockend, eitrig)?
- Seit wann haben sie die aktuelle Sinusitis (akut, chronisch)?
- Wie oft im Jahr habe Sie eine Sinusitis?
- Welche weiteren Symptome treten auf (z. B. Druckschmerzen, Kopfschmerzen, kalte Füße, Verdauungsbeschwerden, Stress)?

**Anthroposophische Therapieergänzung sinnvoll bei:**

- Abschwellendem Nasenspray.
- Pflanzlichen Sekretolytika.
- Schmerzmitteln.
- Antiphlogistika.
- Antibiotika.

**Zusatzhinweise**

- Für warme Füße sorgen: Fußbäder z. B. Weleda Rosmarin Aktivierungsbad oder Fußbad mit Senfmehl (▸Teil 4, Fußbad mit Senfmehl).
- Zur Befeuchtung der Nase Rhinodoron® Nasenspray (Weleda).
- Anwendung von Rotlicht.
- Bewegung an der frischen Luft, singen, sprechen.
- Bei chronischen Beschwerden unterstützt die Heileurythmie.
- Weitere mögliche Ursachen:
  - Vereiterte Zahnwurzel.
  - Allergie.

## Grenzen der Selbstmedikation

Ein Übergreifen der Entzündung auf Knochen, Augenhöhle oder auch Hirnhäute ist möglich, deshalb bei schweren oder lang andauernden Verläufen den Arzt aufsuchen.

## Nervosität/Unruhe

**Verwandte Indikationen:** Migräne, Schlafstörungen, Wechseljahresbeschwerden, Kopfschmerzen, Stress, Prüfungsangst/Lampenfieber.

### Symptome

- Innere Anspannung, Erregtheit.
- Schlaf- und Konzentrationsstörungen.
- Herzrhythmusstörungen.
- Depressive Verstimmung.
- Verdauungsbeschwerden.

### Ganzheitliche Zusammenhänge

Der gesunde Mensch hat die Fähigkeit, seine geistige, seelische und körperliche Ebene im Gleichgewicht zueinander zu halten. Starke Sinnesreize oder andere Herausforderungen können das Nerven-Sinnes-System (die Ebene des Geistes) übermäßig beanspruchen. Eine erhöhte Wachsamkeit und maximale Aufmerksamkeit sind die Folge. Um seine Balance wiederzufinden, leitet der Organismus dieses Übermaß an Kräften weiter. So findet als nächstes eine Reaktion im Rhythmischen System (Ebene der Seele) statt. Die Atmung wird schneller und flacher, Puls und Blutdruck reagieren mit Veränderungen, Angstgefühle treten auf. Schließlich werden Stresshormone (z. B. Adrenalin) ausgeschüttet. Diese aktivieren nun das Stoffwechsel-Gliedmaßen-System (Ebene des Körpers). Im Falle einer nötigen Flucht könnte der Mensch jetzt schnell und kraftvoll reagieren.

Die beschriebenen Reaktionen auf eine Herausforderung sind als gesund zu bezeichnen, solange sich das stabile Gleichgewicht aus eigenen Kräften wiederherstellen kann. Gelingt das nicht, können Beschwerden auf allen Ebenen entstehen.

Durch Entlastung des Nerven-Sinnes-Systems oder Harmonisierung des Rhythmischen Systems lässt sich eine labile Konstitution kräftigen.

## Arzneimittelempfehlungen

### Innere Therapie (oral)

| Mittel | Anwendung Erwachsene/Tag | Wirkung |
|---|---|---|
| Calmedoron® Streukügelchen (Weleda) | 1 × 15 Glob., bis 3 × 15 Glob. (chronische Beschwerden), für die Beruhigung am Tage, morgens einnehmen, bei Einschlafstörungen vor dem Schlafen gehen einnehmen | Beruhigend, entlastend, stabilisierend für den Tag-Nacht-Rhythmus |
| Passiflora comp. Globuli velati (Wala) | 3 × 10 Glob., 20 Glob. als Einzeldosis (zur Schlafförderung) | Regulierend auf den Schlaf-Wach-Rhythmus, herzberuhigend, lindernd bei Nervosität und Reizbarkeit, unterstützt die Aufbauprozesse über die Stärkung von Herz (Weißdorn), Leber (Passiflora) und Niere (Weide) |
| Melissa/Sepia comp. Globuli velati (Wala) | 3 × 10 Glob. | Beruhigend und entspannend bei Gereiztheit, regulierend bei überschießender Stoffwechseltätigkeit (Hitzewallungen) in Verbindung mit den Wechseljahren |
| Bryophyllum 50 %, Pulver (Weleda) | 3 × 2 Msp. | Beruhigend und angstlösend bei Unruhe- und seelischen Ausnahmezuständen |

### Äußere Therapie/Sonstige

| Mittel | Anwendung Erwachsene/Tag | Wirkung |
|---|---|---|
| Weleda Lavendel Entspannendes Pflege-Öl | 1 × einreiben (z. B. Nacken, Brustkorb oder Füße) | Entspannend und entkrampfend |
| Lavendelöl 10 % (Weleda) | | |
| Aurum/Lavandula comp. Creme (Weleda) | 1–2 × einen Salbenstrang in der Herzgegend einmassieren, Herz-Auflage mit Salbe auflegen (▶Teil 4, Herz-Auflage mit Salbe) | Beruhigend, ausgleichend, rhythmisierend, stabilisierend |
| Solum Öl (Wala) | 1–2 × die betroffene Körperstelle einreiben | Durchwärmend, stärkt die Abgrenzungsfähigkeit z. B. bei Wetterwechsel, bringt starr gewordene Lebensprozesse in Bewegung, z. B. bei der Einlagerung von Flüssigkeit in den Körpergeweben |
| Schlafschön Wickel Lavendel (Wachswerk) | Abends erwärmte Bienenwachsauflage auf dem Brustkorb oder Nacken anwenden | Entspannend |
| Schlafschön Wickel Rose (Wachswerk) | Abends erwärmte Bienenwachsauflage auf dem Brustkorb anwenden | Harmonisierend |

## Apothekenpraxis

### Therapieansatz

- Stabilisierung des ganzen Menschen in seinen drei Ebenen.
  - Stärkung und Beruhigung der Nerven und Sinne (Lavendel).
  - Unterstützung des rhythmischen Systems, der Herz-Kreislauf-Tätigkeit (Crataegus).
  - Anregung des Stoffwechsels über die Verdauung (Hopfen).
- Die Entlastung des Nerven-Sinnes-Systems wird auch über die Behandlung des Rhythmischen Systems und des Stoffwechselsystems möglich.
- Wärmende äußerer Anwendung in Kombination mit inneren Anwendungen zur Stabilisierung der Seelenebene.

### Fragen an den Kunden

- Wie erleben Sie die Nervosität?
- Beeinflusst diese Ihr Konzentration und Stimmung?
- Spüren Sie die Nervosität über den Blutdruck oder das Herz?
- Wirkt sich die Nervosität auf die Verdauung aus?
- Haben Sie Schlafprobleme?
- Haben Sie viel Stress?

### Anthroposophische Therapieergänzung sinnvoll bei:

- Phytopharmaka.
- Schlafmitteln.
- Nahrungsergänzungsmitteln.

### Zusatzhinweise

- Reduzierung überflüssiger Sinneseindrücke (Computer, Fernsehen, Hintergrundmusik etc.).
- Bewusstes Handeln (Achtsamkeitsübungen).
- Viel Bewegung an der frischen Luft.
- Ausreichende Ruhephasen einplanen: Entspannungsübungen, musizieren usw.

## Grenzen der Selbstmedikation

- Herzrhythmusstörungen müssen ärztlich abgeklärt werden.
- Länger andauernde, schwer zu beeinflussende Nervosität kann auf eine Schilddrüsenerkrankung hinweisen.
- Psychische Erkrankungen (Begleitung bei bekannter Diagnose möglich).

## Ohrenschmerzen

**Verwandte Indikationen:** Erkältung/Grippaler Infekt/Fieber, Husten, Halsschmerzen, Heiserkeit/Kehlkopfentzündung, Infektanfälligkeit, Nasennebenhöhlenentzündung, Schnupfen, Erschöpfung/Rekonvaleszenz.

### Symptome

- Stechender, brennender Schmerz.
- Starkes Druckgefühl.
- Taubheitsgefühl („Ohr ist wie in Watte gepackt").
- Begleitend: Fieber, Hörprobleme, Schwindel möglich.

### Ganzheitliche Zusammenhänge

Das Ohr gehört zu den Organen des Nerven-Sinnes Systems. Um gut arbeiten zu können, sind die aufbauenden Stoffwechselaktivitäten in den Sinnesorganen auf ein Minimum zurückgenommen.

Bewusstseins- und Wahrnehmungsprozesse brauchen eine ruhige, klare Umgebung. Das Element Luft hat einen Bezug zu diesen Prozessen. Das Trommelfell ist von Luft umgeben, ebenso bildet die Eustachische Röhre, die das Mittelohr mit dem Rachenraum verbindet, einen Luftraum.

Im Rahmen einer Erkältung kann die Eustachische Röhre anschwellen. Der Luftraum im Mittelohr ist nun abgeschlossen. Flüssigkeit sammelt sich hinter dem Trommelfell, es kommt zu starken Druckschmerzen und/oder zu einer Mittelohrentzündung.

Die Anthroposophische Medizin spricht bei einer Entzündung von „Verdauungsprozessen (Aktivität, Auflösung, Wärme) am falschen Ort". Diese Form der Selbstregulation ermöglicht ein „Verdauen" des Zuviels an Flüssigkeit bzw. eingedrungener Erreger. Um die Entzündung zu lindern, lenkt man die Verdauungsprozesse wieder an die richtigen Stellen, in das Verdauungssystem.

Weitere Ursachen für Ohrenschmerzen können Gehörgangentzündung mit Juckreiz und Schwellungen sein. Luftdruckunterschiede z. B. beim Fliegen, sind schmerzhaft. Der Gehörgang kann durch einen Ohrschmalzpfropf verschlossen sein. Gehörgangfurunkel verursachen starke Druckschmerzen.

## Arzneimittelempfehlungen

### Innere Therapie (oral)

| Mittel | Anwendung Erwachsene/Tag | Wirkung |
|---|---|---|
| Apis/Levisticum II Globuli velati (Wala) | Akut: ständl. 10 Glob., anschließend 3 × 10 Glob. | Akutmittel: entzündungsregulierend, durchlüftend |
| Silicea comp. Globuli velati (Wala) | 3 × 10 Glob. | Ergänzende Therapie: schmerzlindernd, entzündungshemmend |

### Äußere Therapie/Sonstige

| Mittel | Anwendung Erwachsene/Tag | Wirkung |
|---|---|---|
| Aconit Ohrentropfen (Wala) | 3–5 × 1 Tr. in das entzündete Ohr tropfen oder auf einen Wattebausch geben und im Gehörgang platzieren | Schmerzlindernd (stechende Nervenschmerzen), bei Ohrenschmerzen nach Aufenthalt in der kalten Luft |
| Otidoron® Ohrentropfen (Weleda) | 2–3 × tägl. 1–2 Tr. in den Gehörgang einbringen oder mehrmals tgl. 1 Tr. auf einen Wattebauch geben, im Gehörgang platzieren | Entzündungshemmend, schmerzlindernd, durchlüftend |
| Levisticum Ohrentropfen (Wala) | 2 × tägl. 3–4 körperwarme Tr. in den Gehörgang einbringen oder mehrmals tgl. 1 Tr. auf einen Wattebauch geben und im Gehörgang platzieren | |

| Mittel | Anwendung Erwachsene/Tag | Wirkung |
|---|---|---|
| Zwiebelauflage für das Ohr (▶Teil 4, Zwiebelauflage für das Ohr) | 2–3 × tägl. auf das Ohr leicht erwärmt auflegen und fixieren | Entzündungshemmend, abschwellend, schmerzlindernd |

## Apothekenpraxis

### Therapieansatz

- Steuerung der Entzündungsprozesse im Ohr:
  - über Anregung der Verdauungsprozesse (Levisticum).
  - über Regulierung der überschießenden schmerzhaften Wärmeprozesse (Apis).
- Anregung der Durchlüftungsprozesse im Ohr (Levisticum).
- Schmerzlinderung (Aconit).

### Fragen an den Kunden

- Seit wann bestehen die Beschwerden?
- Stehen Sie im Zusammenhang mit einer Erkältung?
- Ist die Nase verstopft?
- Ist ein Paukenerguss diagnostiziert?
- Ist das Hörvermögen beeinträchtigt?
- Treten Mittelohrentzündungen häufiger auf?

### Anthroposophische Therapieergänzung sinnvoll bei:

- Antibiotika.
- Schmerzmitteln.
- Abschwellendem Nasenspray.
- Ohrentropfen.

**Zusatzhinweise**

- Ohrenschmerzen können verschiedenste Ursachen haben, z. B.
  - verschiedene Erkältungssymptome
  - Gehörgangentzündung
  - Gehörgangfurunkel
  - Luftdruckunterschiede (Flug).
- Wärme durch eine Wärmflasche oder Rotlicht wirkt schmerzlindernd.
- Bestehenden Schnupfen mitbehandeln.
- Zugluft meiden und Mütze bei kalter Witterung anziehen.
- Vorbeugung: Singen, Sprechen und Bewegung fördert die Durchlüftung, besonders bei Kindern.

## Grenzen der Selbstmedikation

- Ohrenschmerzen unbekannter Ursache sollten immer ärztlich untersucht werden.
- Ohrschmalzpfropf.
- Umgebung/Haut um das Ohr herum ist stark geschwollen, gerötet, evtl. Blasenbildung: an eine Gesichtsrose denken.
- Taubheitsgefühle, starke Schmerzen.
- Lange andauernde Schmerzen.
- Blut oder Serum läuft aus dem Ohr.

## Prämenstruelles Syndrom

**Verwandte Indikationen:** Regelschmerzen, Wechseljahresbeschwerden, Akne, Furunkel, Blähungen/Völlegefühl, Nervosität/Unruhe, Kreislaufschwäche, Scheidenpilz/Scheidenentzündung, Rückenschmerzen.

### Symptome

Die Symptome treten meist 4 Tage bis 2 Wochen vor der Periode auf:

- Depressive Verstimmung, Reizbarkeit, Nervosität.
- Wassereinlagerungen, Gewichtszunahme.
- Spannungen in den Brüsten.
- Müdigkeit, Abgeschlagenheit.
- Kopf- und Rückenschmerzen.

### Ganzheitliche Zusammenhänge

Innerhalb eines Monatszyklus stehen in der Gebärmutter die aufbauenden Kräfte (1. Zyklushälfte bis zum Eisprung) den abbauenden/gestaltenden Kräften (2. Zyklushälfte bis zum Abstoßen der Gebärmutterschleimhaut) ausgeglichen gegenüber. Kommt es zum Einnisten einer befruchteten Eizelle, bleiben die Aufbaukräfte in der zweiten Zyklushälfte bestehen – ein Embryo wächst heran.

Die meisten Frauen sind in der ersten Zyklushälfte auf seelischer Ebene eher positiv gestimmt und nach außen orientiert. In der zweiten Zyklushälfte ziehen sie sich eher zurück, brauchen Zeit und Ruhe für sich. Der Zeitpunkt des prämenstruellen Syndroms fällt in die eher introvertierte zweite Zyklushälfte. Körperliche Symptome und auch seelische Verstimmungen können Auftreten.

Stress, Druck von außen oder unpassende Lebensgewohnheiten stören den empfindlichen Rhythmus der Hormone und verstärken die Problematik. Ein regelmäßiger äußerer Rhythmus (Tagesablauf, Ruhe- und Aktivitätsphasen im Wechsel usw.) stärkt auch die inneren Rhythmen und kann die Beschwerden lindern.

## Arzneimittelempfehlungen

### Innere Therapie (oral)

| Mittel | Anwendung Erwachsene/Tag | Wirkung |
|---|---|---|
| Menodoron® Tropfen (Weleda) | 2–3 × 15–30 Tr. über einen längeren Zeitraum einnehmen (2–3 Monatszyklen) | Basismittel: Regulierung des rhythmischen Zusammenspiels der auf- und abbauenden Kräfte in der Gebärmutter mit Wirkung auf das Zyklusgeschehen, zyklusstabilisierend |
| Melissa/Phosphorus comp. Dil. (Weleda) | Morgens 15 Tr. über einen längeren Zeitraum | Anregung der hormonellen Funktionen, durchwärmend, rhythmisierend, stabilisierend in der 2. Zyklushälfte |
| Aurum/Apis regina comp. Globuli velati (Wala) | 3 × 10 Glob. | Stimmungsaufhellend, beruhigend, stärkt die Nerven, lindert Erschöpfung |
| Bryophyllum comp. Globuli velati (Wala) | 3 × 10 Glob. | Regulierung bei Unruhezuständen und Verstimmungszuständen |

### Äußere Therapie/Sonstige

| Mittel | Anwendung Erwachsene/Tag | Wirkung |
|---|---|---|
| Weleda Lavendel Entspannungsbad | Als Vollbad anwenden | Entspannend, entkrampfend |

## Apothekenpraxis

**Therapieansatz**

- Allgemeine Stabilisierung der inneren und äußeren Rhythmen.
  - Basismittel zur Unterstützung des Auf- und Abbaurhythmus der Gebärmutterschleimhaut (Menodoron).
- Kräftigung und Durchwärmung des Organismus, Anregung der hormonellen Funktionen.
- Seelischer Ausgleich (Aurum/Apis regina, Bryophyllum).
- Entspannung unterstützen (Lavendel).

**Fragen an den Kunden:**

- Wie regelmäßig ist die Menstruation?
- Wie gestaltet sich Ihr Tagesablauf?
  - Haben Sie viel Stress?
  - Schlafen Sie genug und gut?

**Anthroposophische Therapieergänzung sinnvoll bei:**

- Hormontherapie.
- Phytotherapeutika (Agnus castus).

**Zusatzhinweise**

- Entspannungsübungen.
- Moderate Sportarten, möglichst an der frischen Luft.
- Regelmäßiger Schlafrhythmus, ausreichend Schlaf.
- Frauenmanteltee (tägl. 2–3 Tassen).
- Tagebuch führen, um andere Ursachen auszuschließen.

## Grenzen der Selbstmedikation

- Schwerwiegende Beeinträchtigung der Lebensqualität, großer Leidensdruck.
- Achtung: ähnliche Symptome können im Zusammenhang mit Schilddrüsenerkrankungen auftreten.

# Prellung/Verstauchung/Zerrung/stumpfe Verletzungen

**Verwandte Indikationen:** Muskelschmerzen, Wunden (Schürf- und Schnittwunden).

## Symptome

- Sofortiger, heftiger Schmerz.
- Bluterguss.
- Schwellung, Bewegungseinschränkung.

## Ganzheitliche Zusammenhänge

In der Haut und dem darunterliegenden Gewebe hat alles seinen Platz. Das Blut fließt durch ein Kapillarsystem und bleibt so in seinem „Flussbett". Durch äußere direkte oder stumpfe Gewalteinwirkung tritt Blut und Flüssigkeit bei meist intakter Hautoberfläche in das Gewebe.
Das betroffene Gewebe verliert durch die stumpfe Verletzung Form und Struktur. Flüssigkeitsprozesse verselbständigen sich, es entsteht ein Bluterguss. Bewusstseinsprozesse sind am falschen Ort überbetont, ein Schmerzreiz entsteht. Auch die Wärmeprozesse können überschießen, eine Entzündung entsteht.
Durch Unterstützung der Selbstregulation lassen sich diese drei Prozesse wieder zurück in ein gesundes Gleichgewicht bringen.

## Arzneimittelempfehlungen

### Innere Therapie (oral)

| Mittel | Anwendung Erwachsene/Tag | Wirkung |
|---|---|---|
| Arnica e planta tota D6, Globuli velati (Wala) | 3 × 10 Glob., Basismittel bei allen stumpfen Verletzungen | Abschwellend, durchblutungsfördernd, entzündungshemmend, Gewebe regenerierend, schmerzstillend |

| Mittel | Anwendung Erwachsene/Tag | Wirkung |
|---|---|---|
| Symphytum comp. Globuli velati (Wala) | 3 × 10 Glob. | Abschwellend, durchblutungsfördernd, entzündungshemmend, Gewebe regenerierend, schmerzstillend. Bei Beteiligung der Sehnen und Bänder, auch nach Knochenbruch |

## Äußere Therapie/Sonstige

| Mittel | Anwendung Erwachsene/Tag | Wirkung |
|---|---|---|
| Arnika Wundtuch (Wala) | Tuch auf die betroffene Hautpartie auflegen, Feuchttuch für die schnelle Hilfe unterwegs | Abschwellend, durchblutungsfördernd, entzündungshemmend, Gewebe regenerierend, schmerzstillend |
| Arnika-Essenz (Weleda oder Wala) | Laut Packungsbeilage verdünnen, eine Kompresse mit der verdünnter Essenz tränken und auf die verletzte Stelle auflegen, für Umschläge auf unverletzter Haut. Auch großflächige Anwendung | |
| Arnika-Gelee (Weleda) | 3–5 × auftragen, kühlendes Akutmittel | |
| Arnika-Salbe 30 % (Weleda) Arnika Salbe (Wala) | 3–5 × auftragen, zur Nachbehandlung stumpfer Verletzungen, besonders auch bei länger andauerndem Heilungsprozess | |

| Mittel | Anwendung Erwachsene/Tag | Wirkung |
|---|---|---|
| Auflage mit Quark (▶Teil 4, Auflage mit Quark) | 2–3 × tägl. auflegen | Kühlend, abschwellend, adstringieren, schmerzlindernd |

## Apothekenpraxis

**Therapieansatz**

- Anregung von Form- und Stoffprozessen im Gewebe (Arnika).
- Schmerzlinderung (Arnika).
- Regeneration des Gewebes in der Tiefe.
- Auflösung von Hämatomen.

**Fragen an den Kunden**

- Wie stark sind Ihre Schmerzen?
- Welche Qualität hat der Schmerz: z. B. Druckschmerz, Wundschmerz, Nervenschmerzen?
- Ist der verletzte Bereich geschwollen?
- Liegt eine Bewegungseinschränkung vor?
- Hat sich ein Bluterguss gebildet?
- Blutet der verletzte Bereich nach außen?

**Anthroposophische Therapieergänzung sinnvoll bei:**

- Kühlpad.
- Vereisungsspray.
- Bandage.
- Stützendem Hilfsmittel.
- Schmerzsalben.
- Schmerzmitteln.

**Zusatzhinweise**

PECH-Regel beachten:

- (P)ause einlegen, Aktivität sofort unterbrechen.
- (E)is oder andere Kälteanwendung sofort beginnen um die Schwellung und Hämatombildung möglichst gering zu halten. Zwischen Haut und Kälteanwendung ein dünnes Tuch legen.
- (C) Kompression des betroffenen Körperteils mittels Bandagen oder Verbänden.
- (H)ochlegen des betroffenen Körperteils, um Schwellungen und Einblutungen ins Gewebe gering zu halten.

## Grenzen der Selbstmedikation

- Starke Bewegungseinschränkung oder stark zunehmende Schmerzen: evtl. Knochen oder innere Organe betroffen.
- Sich abkapselnde, nicht heilen wollende Blutergüsse müssen evtl. punktiert werden.
- Starke Nervenschmerzen: evtl. Nerv verletzt.

## Prostatabeschwerden

**Verwandte Indikationen:** Blasenreizung/Blasenentzündung.

### Symptome

- Häufiger Harndrang, besonders nachts.
- Schmerzen beim Wasserlassen.
- Verzögerter Start der Blasenentleerung, schwacher, unterbrochener Harnstrahl.
- Nachträufeln.
- Restharnbildung.

### Ganzheitliche Zusammenhänge

Die Prostata oder auch Vorsteherdrüse, ist eine kastanienförmige Geschlechtsdrüse, die einen Teil des Spermas produziert. Sie liegt unterhalb der Harnblase und umkleidet mit ihrem östrogenabhängigen Mittellappen einen Teil der Harnröhre.

Während die zwei testosteronabhängigen Seitenlappen im Alter eher kleiner werden, kann sich durch hormonelle Veränderungen der die Harnröhre umschließende Mittellappen verhärten (Sklerose, Knotenbildung) und vergrößern (Hyperplasie). Die Aufbaukräfte des Drüsen- und Muskelgewebes werden nicht mehr ausreichend durch die Formkräfte kontrolliert, Empfindungs- und ICH-Organisation greifen nicht mehr stark genug ein, das Drüsengewebe wächst übermäßig und verengt die Harnröhre.

Interessant ist die Beobachtung, dass bei Naturvölkern, die an und mit dem Licht leben, so gut wie nie Prostatavergrößerungen beobachtet wurden. Die Formkraft des Lichtes scheint einen Einfluss auf die Form der Prostata im Alter zu haben.

### Arzneimittelempfehlungen

**Innere Therapie (oral)**

| Mittel | Anwendung Erwachsene/Tag | Wirkung |
|---|---|---|
| Berberis/Prostata comp. Globuli velati (Wala) | 3 × 10 Glob. | Anregung der Formkräfte bei Prostataadenom |

### Äußere Therapie/Sonstige

| Mittel | Anwendung Erwachsene/Tag | Wirkung |
|---|---|---|
| Majorana 10% Salbe (Weleda) | Abends auf dem Unterbauch in die Haut einreiben | Durchwärmend bei Prostatitis |

## Apothekenpraxis

**Therapieansatz**

- Erhalt der unproblematischen Größe der Prostata durch Anregung der Formkräfte (Berberis, Magnesium).
- Durchwärmung des Unterleibes zur Entspannung (Majoran).
- Anregung der Regenerationskräfte (Organpräparat Prostata).

**Fragen an den Kunden**

- Welche Probleme haben Sie beim Wasserlassen:
  - Schmerzen?
  - Restharnbildung/unvollständige Entleerung der Blase?
  - Abgeschwächter Harnstrahl/„Tröpfeln"?
  - Häufiges nächtliches Wasserlassen?

**Anthroposophische Therapieergänzung sinnvoll bei:**

- Phytotherapeutischen Arzneimitteln (Kürbiskernpräparate).
- Brennnesselwurzeltee.

**Zusatzhinweise**

- Täglicher Aufenthalt im Freien an Tageslicht.
- Regelmäßige Kontrolle durch einen Urologen.
- Abends weniger trinken, Hauptflüssigkeitsmenge am Vormittag zu sich nehmen.
- Beckenbodentraining.

## Grenzen der Selbstmedikation

- Akutes Harnverhalten.
- Nierenschmerzen (Harnstau).
- Infektionen/Prostatitis.

## Prüfungsangst/Lampenfieber

**Verwandte Indikationen:** Stress, Nervosität/Unruhe, Durchfall, Übelkeit, Kreislaufschwäche, Schlafstörung

### Symptome

- Nervosität, Unruhe, Reizbarkeit.
- Herzklopfen, Beklemmungen.
- Blutdruckanstieg, Erröten.
- Schweißausbruch.
- Verwirrtheit, Konzentrationsmangel.
- Übelkeit.

### Ganzheitliche Zusammenhänge

Der gesunde Mensch hat die Fähigkeit, seine geistige, seelische und körperliche Ebene im Gleichgewicht zueinander halten. Herausforderungen, z. B. starke Sinnesreize, können das Nerven-Sinnes-System (die Ebene des Geistes), übermäßig beanspruchen. Eine erhöhte Wachsamkeit und maximale Aufmerksamkeit sind die Folge. Um seine Balance wiederzufinden, leitet der Organismus dieses Übermaß an Kräften weiter. So findet als nächstes eine Reaktion im Rhythmischen System (Ebene der Seele) statt. Die Atmung wird schneller und flacher, Puls und Blutdruck reagieren mit Veränderungen, Angstgefühle treten auf. Schließlich werden Stresshormone (z. B. Adrenalin) ausgeschüttet. Diese aktivieren nun das Stoffwechsel-Gliedmaßen-System (Ebene des Körpers). Im Falle einer nötigen Flucht kann der Mensch jetzt schnell und kraftvoll reagieren.

Die beschriebenen Reaktionen auf eine Herausforderung sind als gesund zu bezeichnen, solange sich das stabile Gleichgewicht aus eigenen Kräften wiederherstellen kann. Eine Prüfungs- oder auch Auftrittssituation kann dazu führen, dass eine zu starke Überforderung des Nerven-Sinnes-Systems den Organismus so schwächt, dass dieser nicht mehr zurück in die Balance findet. Symptome auf körperlicher, seelischer oder geistiger Ebene sind die Folge.

## Arzneimittelempfehlungen

### Innere Therapie (oral)

| Mittel | Anwendung Erwachsene/Tag | Wirkung |
|---|---|---|
| Calmedoron® Streukügelchen (Weleda) | 1 × 15 Glob., für die Beruhigung am Tage, morgens einnehmen, bei Einschlafstörungen v. d. S. einnehmen | Beruhigend, entlastend, stabilisierend für den Tag-Nacht-Rhythmus |
| Neurodoron® Tbl. (Weleda) | 3–4 × 1 Tbl. (Stärkung der Konstitution), akut: stündl. 1 Tbl. (bis zu 8 Tbl. am Tag) | Basismittel zur Stärkung der Konstitution Körper-Seele-Geist: Gold stärkt das Herz, Ferrum-Quarz unterstützt die Abgrenzungsfähigkeit, Kalium phosphoricum regt die Lebenskräfte an, kombinierbar mit symptombezogenen Arzneimitteln |
| Aurum Valeriana Globuli velati (Wala) | 3 × 10 Glob. (und bei Bedarf) | Rhythmisierend, ausgleichend, herzstärkend |
| Gentiana Magen Globuli velati (Wala) | 1 × 10 Glob. (bei Auftreten von Übelkeit) | Regulierend bei Übelkeit, Anregung von Sekretion und Motilität |

## Äußere Therapie/Sonstige

| Mittel | Anwendung Erwachsene/Tag | Wirkung |
|---|---|---|
| Lavendelöl 10 % (Weleda) | Am Abend vor der Prüfung partiell dünn einreiben. (z. B. Handgelenk, Nacken, Brustkorb, Füße) | Entspannend und entkrampfend |
| Aurum/Lavandula comp. Creme (Weleda) | 1–2 × einen Salbenstrang in der Herzgegend einmassieren, Herz-Auflage mit Salbe auflegen (▶ Teil 4, Herz-Auflage mit Salbe) | Beruhigend, ausgleichend, rhythmisierend, stabilisierend |
| Solum Öl (Wala) | 1–2 × einreiben (z. B. Oberkörper) | Durchwärmend, stärkt die Abgrenzungsfähigkeit |
| Schlafschön Wickel Lavendel (Wachswerk) | Abends erwärmte Bienenwachsauflage auf dem Brustkorb oder Nacken anwenden | Entspannend |
| Schlafschön Wickel Rose (Wachswerk) | Abends erwärmte Bienenwachsauflage auf dem Brustkorb anwenden | Harmonisierend |



### Apothekenpraxis

**Therapieansatz**

- Die Basisbehandlung besteht aus einer Stabilisierung und Kräftigung der drei Ebenen Körper-Seele-Geist.
- Stärkung und Beruhigung der Nerven und Sinne (Lavendel, Rose).
- Unterstützung des rhythmischen Systems, der Herz-Kreislauf-Tätigkeit.
- Anregung des Stoffwechsels über die Verdauung.
- Die Entlastung des Nerven-Sinnes-Systems wird auch über die Behandlung des Rhythmischen Systems und des Stoffwechselsystems möglich.
- Wärmende äußerer Anwendung in Kombination mit inneren Anwendungen zur Stabilisierung der Seelenebene.

**Fragen an den Kunden**

- Wie erleben Sie die Angst:
  - Beeinflusst diese Ihre Konzentration und Stimmung?
  - Spüren Sie die Nervosität über den Blutdruck oder das Herz?
  - Wirkt sich die Nervosität auf die Verdauung aus?
- Was hat Ihnen in ähnlichen Situationen schon einmal geholfen?
- Haben Sie noch weitere Stresssymptome?

**Anthroposophische Therapieergänzung sinnvoll bei:**

- Betablockern.
- Baldrianpräparaten.
- Bachblüten/Notfall-Tropfen.

**Zusatzhinweise**

- Atemübungen.
- Bewusstes Handeln (Achtsamkeitsübungen).
- Viel Bewegung an der frischen Luft.
- Ausreichende Ruhephasen einplanen: Entspannungsübungen, musizieren usw.

## Grenzen der Selbstmedikation

- Herzrhythmusstörungen müssen ärztlich abgeklärt werden.
- Länger andauernde, schwer zu beeinflussende Nervosität kann auf eine Schilddrüsenerkrankung hinweisen.
- Psychische Erkrankungen (Begleitung bei bekannter Diagnose möglich).

## Regelschmerzen

**Verwandte Indikationen:** Muskelschmerzen, Prämenstruelles Syndrom, Rückenschmerzen, Blähungen/Völlegefühl.

### Symptome

- Ziehende Schmerzen in Rücken und Bauch während der Periode.
- Übelkeit, Kopfschmerzen, Bauchkrämpfe, Völlegefühl oder Durchfall.
- Nervöse Reizzustände, Nervosität.

### Ganzheitliche Zusammenhänge

Zu Beginn des weiblichen Monatszyklus stehen die aufbauenden Lebenskräfte im Vordergrund. Kommt es zur Einnistung der befruchteten Eizelle, bewirken die Kräfte der Lebensorganisation das Heranwachsen neuen Lebens. Kommt es nicht zur Befruchtung, wird die für die Einnistung vorbereitete Gebärmutterschleimhaut durch die abbauenden und gestaltenden Kräfte der Empfindungsorganisation abgetragen und mit der Menstruation ausgeschieden. Fein aufeinander abgestimmte Abläufe zwischen Hypothalamus, Hypophyse und den Hormonen der Eierstöcke, gesteuert durch das Zusammenspiel von Lebens- und Empfindungsorganisation, ermöglichen den weiblichen Zyklus.
Schmerzhafte, krampfartige Ausscheidungen der Schleimhaut können als eine zu stark abbauende Tätigkeit der Empfindungsorganisation verstanden werden. Stofflich wird hier das Hormon Prostaglandin im Übermaß produziert. Die Ursachen für das zu starke Eingreifen der Empfindungsorganisation sind vielfältig: In der Pubertät ist das hormonelle Zusammenspiel noch nicht stabil. Seelische Belastungen stören den empfindlichen Rhythmus der auf – und abbauenden Hormone. Eine Nichtakzeptanz der Weiblichkeit kann zu Unregelmäßigkeiten im Hormongeschehen führen. Auch organische Ursachen wie Endometriose oder Myome verursachen Schmerzen.
Ein regelmäßiger äußerer Rhythmus (Tagesablauf, Ruhe- und Aktivitätsphasen im Wechsel usw.) stärkt die inneren Rhythmen und kann die Beschwerden lindern.

## Arzneimittelempfehlungen

### Innere Therapie (oral)

| Mittel | Anwendung Erwachsene/Tag | Wirkung |
|---|---|---|
| Nicotiana comp. Globuli velati (Wala) | Akut 3–6 × 10 Glob. | Lösend und schmerzlindernd bei krampfartigen Schmerzen |
| Melissa cupro culta Rh D3 Dil. (Weleda) | Akut 2–4 × 10–15 Tr. | Durchwärmend und schmerzlindernd bei krampfartigen Schmerzen |
| Ovaria comp. Globuli velati (Wala) | 3 × 10 Glob. über 2–3 Zyklen hinweg | Stärkung und Anregung der ovariellen Funktionen, zyklusstabilisierend |
| Menodoron® Tropfen (Weleda) | 2–3 × 15–30 Tr. über einen längeren Zeitraum einnehmen (2–3 Monatszyklen) | Regulierung des rhythmischen Zusammenspiels der auf- und abbauenden Kräfte in der Gebärmutter mit Wirkung auf das Zyklusgeschehen, zyklusstabilisierend |

### Äußere Therapie/Sonstige

| Mittel | Anwendung Erwachsene/Tag | Wirkung |
|---|---|---|
| Cuprum metall. praep. 0,4 % Öl oder Salbe (Weleda) | 1–2 × den Unterbauch und den unteren Rücken mit dem Öl oder der Salbe einmassieren, warm halten | Entspannend und durchwärmend in der Tiefe des Gewebes, „Wärmflasche zum Auftragen" |
| Kupfer Salbe rot (Wala) | | |

| Mittel | Anwendung Erwachsene/Tag | Wirkung |
|---|---|---|
| Melissenöl (Wala) | 1–2 × tägl. auf dem Unterleib einmassieren | Durchwärmend, krampflösend |
| Bauchwickel Kamille (Wachswerk) | 1–2 × tägl. erwärmt auf den Unterleib auflegen | Krampflösend, durchwärmend |

## Apothekenpraxis

### Therapieansatz

- Anregung der Wärmeorganisation zur Krampflösung (Cuprum, Melisse).
- Regulierung des zu starken Eingriffs der Empfindungsorganisation und damit der abbauenden Kräfte (z. B. Nicotiana).
- Kräftigung der aufbauenden Kräfte in den Ovarien (Organpräparat „Ovaria" und Apis regina).
- Rhythmisierung des Zyklusgeschehens (Menodoron).

### Fragen an den Kunden

- Treten die Beschwerden bei jeder Menstruation auf?
- Gibt es im Vorfeld der Menstruation Beschwerden?
- Wie viele Tage dauern die Schmerzen an?
- Welche weiteren Symptome bemerken Sie, z. B. Übelkeit und Erbrechen?

### Anthroposophische Therapieergänzung sinnvoll bei:

- Schmerzmitteln.
- Pille.
- Spasmolytika.
- Agnus-castus-Präparaten.

**Zusatzhinweise**

- Wärmeanwendungen (Wärmflasche).
- Pause vom Alltag machen.
- Allgemeine Entspannung während der Menstruation (z. B. autogenes Training).
- Unterstützende Tees, z. B. Frauenmanteltee, Melissentee, Schafgarbentee.
- Moderate Bewegung wirkt entkrampfend.

## Grenzen der Selbstmedikation

- Entzündungen oder Verwachsungen der Gebärmutter oder der Eileiter.
- Myome.
- Endometriose.
- Plötzlich auftretende Dysmenorrhö.

## Reisekrankheit

**Verwandte Indikationen:** Erbrechen/Übelkeit, Jetlag.

### Symptome

- Blässe, Schwindel.
- Übelkeit, Erbrechen.
- Kreislaufschwäche.

### Ganzheitliche Zusammenhänge

Mit dem Gleichgewichtssinn gelingt die Orientierung im Raum. Zwei Komponenten sind dafür nötig:

Zum einen braucht der Mensch einen eigenen „Standpunkt". Die ICH-Organisation steuert u. a. den aufrechten Stand. Je besser sie in den menschlichen Organismus eingreift, desto fester wird die Standfestigkeit des Menschen. Kleine Kinder durchdringt die ICH-Organisation erst im Laufe ihrer Entwicklung. Sie müssen das Aufrichten Stück für Stück erlernen. Starker Alkoholkonsum schwächt die ICH-Organisation, was man am wankenden Gang sehr gut erkennen kann.

Die zweite Komponente ist die Ergreifung des Raums durch Bewegung. Dazu ist das Gleichgewichtsorgan mit seinen dreidimensionalen Bogengängen notwendig. Gleichgewichtssinn entsteht durch das Zusammenwirken von Balance-Halten des eigenen Standpunktes und dem Sich-Bewegen durch die Ergreifung des Raums. Schafft die ICH-Organisation es nicht, beide Komponenten zu kontrollieren, kommt es zu Schwindel oder Desorientierung.

Bei Höhenangst hat man einen festen Standpunkt, kann aber den Raum nicht erfassen. Er bleibt fremd und unbegreifbar. Bei einer Kinetose ist der Standpunkt nicht stabil, zusätzlich kann auch der Raum unfassbar sein. Alles, was dazu beiträgt, Standpunkt und Raum zu stabilisieren, z. B. ein fester Blick an einen Horizont oder ein aktives Beteiligt sein an der Reise (z. B. das Auto selbst steuern), ist bei den Kinetosen ergänzend hilfreich.

## Arzneimittelempfehlungen

### Innere Therapie (oral)

| Mittel | Anwendung Erwachsene/Tag | Wirkung |
|---|---|---|
| Nausyn® Tbl. (Weleda) | 3 × 1 Tbl. (3 Tage vor Reisebeginn),<br>2–3-stündl. 1 Tbl. (Reise) | Reguliert die Übelkeit bei Reisekrankheit und Seekrankheit |
| Aurum Valeriana Globuli velati (Wala) | 1–2-stündl. 5 Glob. (Prophylaxe),<br>3 × 10 Glob. (bei Bedarf) | Bei Reise- oder Seekrankheit,<br>Übelkeit mit Schwindel |
| Gentiana Magen Globuli velati (Wala) | 1 × 10 Glob. (Auftreten der Übelkeit),<br>1–2-stündl. (während der Reise) | Regulierend bei Übelkeit |

### Äußere Therapie/Sonstige

| Mittel | Anwendung Erwachsene/Tag | Wirkung |
|---|---|---|
| Solum Badezusatz (Wala) | 30 ml in ein Vollbad geben am Abend nach der Ankunft | Stärkend und durchwärmend,<br>erhöht die Belastbarkeit gegenüber Außenreizen und bei Wetterfühligkeit, „Schützende Hülle" |
| Solum Öl (Wala) | Ganzkörpereinreibung | Stärkend und durchwärmend,<br>erhöht die Belastbarkeit gegenüber Außenreizen und bei Wetterfühligkeit, „Schützende Hülle" |

| Mittel | Anwendung Erwachsene/Tag | Wirkung |
|---|---|---|
| Aurum comp. Unguentum (Wala) | Bei Bedarf während und nach der Reise eine Herz-Auflage mit Salbe (▸Teil 4, Herz-Auflage mit Salbe) auf das Herz legen | Herzstärkend und angstlösend |

## Apothekenpraxis

### Therapieansatz

- Stabilisierung der Ich-Organisation (Lebensweise, Pflege des Wärmeorganismus und der „Hüllenbildung").
- Zentrieren der Bewusstseinskräfte (Bitterstoffe).
- Stärkung der Mitte (Aurum).

### Fragen an den Kunden

- Wann treten die Symptome auf: vor, während, nach der Reise?
- In welchen Verkehrsmitteln wird Ihnen übel?
- Welche Symptome überwiegen:
  - Schwindel.
  - Übelkeit.
  - Kopfschmerzen, Migräne.

### Anthroposophische Therapieergänzung sinnvoll bei:

- Reisetabletten (Dimenhydrinat).
- Ingwer.

**Zusatzhinweise**

- Bei Reiseübelkeit im Auto anhalten und aussteigen. Fester Boden unter den Füßen stabilisiert das Gleichgewichtsorgan.
- Immer eine Spucktüte dabeihaben.
- Für frische Luft sorgen (besonders bei Schifffahrten).
- Wenn möglich, mit festem Blick einen Horizont fixieren.
- Vor der Reise wenig essen.
- Bequeme Kleidung tragen.

## Grenzen der Selbstmedikation

- Eine Reisekrankheit ist keine eigene Krankheit. Problematisch kann es werden, wenn durch die Kinetose andere Symptome wie Fieber, starke Kopfschmerzen oder große Schwäche überdeckt werden.
- Bei starkem Drehschwindel ohne Beteiligung eines Bewegungsimpulses/ohne „Reise“: Verdacht auf Menière-Krankheit.

## Rückenschmerzen

**Verwandte Indikationen:** Muskelschmerzen, Verspannungen/Nackenschmerzen, Arthrose/Arthritis, Gelenkschmerzen, Prämenstruelles Syndrom, Regelschmerzen, Prellung/Verstauchung/Zerrung/stumpfe Verletzung.

### Symptome

- Schmerzen oder Verspannung im Rückenbereich, oft im Bereich der Lendenwirbel.
- Steifheit im Rücken.
- Schmerzen beim Sitzen, Stehen und Liegen.
- Gefühl der Schwäche im Rücken, die Wirbelsäule trägt nicht richtig.
- Schmerzen beim Bücken.

### Ganzheitliche Zusammenhänge

Das eigentlich starre Skelett des Menschen wird durch das Zusammenspiel von Muskeln, Sehnen und Gelenken flexibel. Wärmeprozesse durchdringen besonders die Muskeln und bringen den Organismus in Bewegung. Seelische Befindlichkeiten beeinflussen den Muskeltonus. Dies ist an der Körperhaltung gut sichtbar.

Wenn das Muskelgewebe nicht genügend von der Wärme durchdrungen wird, kommt es zu Verdichtungs- und Erstarrungsprozessen. Mangelnde mechanische Durchblutung z. B. durch Fehlhaltungen oder auch seelische Erstarrung können zu Verspannungen und Schmerzen führen. Durch Unterstützung der Wärmeorganisation auf körperlicher und seelischer Ebene verbessern sich Blutzirkulation und Beweglichkeit.

Stress und Überforderung kühlen den Organismus innerlich ab und können dadurch Rückenschmerzen und -verspannungen auslösen. Neben äußerer Wärme ist eine Unterstützung der inneren Licht- und Wärmekräfte sinnvoll.

Verletzungen der Wirbelsäule z. B. durch einen Unfall können zu Rückenschmerzen führen, ebenso kann ein Bandscheibenvorfall Ursache der Schmerzen sein. Hier ist ärztliche Begleitung erforderlich. An Fehlbildungen der Wirbelsäule wie z. B. Skoliose, Morbus Bechterew oder eine

Osteoporose ist ebenfalls zu denken. Wärmeanwendungen im Rahmen der Selbstmedikation sind hier begleitend möglich.

## Arzneimittelempfehlungen

### Innere Therapie (oral)

| Mittel | Anwendung Erwachsene/Tag | Wirkung |
|---|---|---|
| Magnesium phosphoricum acidum D6 Dil. (Weleda) | 3–5 × 15 Tr. | Muskelentspannend, Muskulatur in die Leichte bringend, krampflösend |
| Magnesium phosphoricum comp. Globuli velati (Wala) | 3 × 10 Glob. | Muskelentspannend, Muskulatur in die Leichte bringend, bei schmerzhaften Verhärtungen und Ablagerungen |
| Disci comp. cum Stanno Globuli velati (Wala) | 3 × 10 Glob. | Stärkung der Wirbelsäule |
| Aurum/Apis regina comp. Globuli velati (Wala) | 3 × 10 Glob. über einen längeren Zeitraum | Bei Schmerzen und Verspannungen aufgrund seelischer Belastungen, stimmungsaufhellend, beruhigend, nervenstärkend, lindernd bei Erschöpfung |
| Neurodoron® Tbl. (Weleda) | 3–4 × 1 Tbl. | Aufbauend bei stressassoziierten Rückenschmerzen |

## Äußere Therapie/Sonstige

| Mittel | Anwendung Erwachsene/Tag | Wirkung |
|---|---|---|
| Disci/Pulsatilla comp. cum Stanno, Supp. (Wala) | Akut: bis 2 × tgl., anschließend 3 × wöchentl. | Schmerzlindernd bei akuten Schmerzzuständen, z. B. Wurzelreizsyndrom, Hexenschuss, Rückenschmerzen |
| Aconit Schmerzöl (Wala) | 3 × die betroffenen Stellen einreiben und warm halten, auch als Öl-Auflage (▶Teil 4, Öl-Auflage) | Schmerzlindernd bei Nervenschmerzen (Aconit), entspannend, beruhigend, anregend auf die körpereigene Wärmebildung; bei akuten Beschwerden |
| Arnica comp./Cuprum Ölige Einreibung (Weleda) | 2 × die betroffenen Stellen einreiben und warm halten, auch als Öl-Auflage (▶Teil 4, Öl-Auflage) | Entspannend, durchwärmt in der Tiefe des Gewebes |
| Solum Öl, Solum Salbe, Solum Badezusatz (Wala) | 1–2 × die betroffene Körperstelle einreiben, Vollbad 2 × wöchentl. | Durchwärmend und schmerzlindernd, stärkt die Abgrenzungsfähigkeit z. B. bei Wetterwechsel, bringt starr gewordene Lebensprozesse in Bewegung, z. B. bei der Einlagerung von Flüssigkeit in den Körpergeweben |
| Rosmarin Salbe 10 % (Weleda) | 1–3 × einmassieren und warm halten | Fördert die Durchblutung, durchwärmt, lockert die Muskeln. |

## Apothekenpraxis

### Therapieansatz

- Wärmeorganismus über die Durchblutung anregen (Rosmarin).
- Muskulatur in die Leichte bringen und entspannen (Magnesium).
- Auskühlung und Nervenschmerzen entgegenwirken (Aconit).
- Entzündungen regulieren (Quarz).

### Fragen an den Kunden

- In welchem Zusammenhang sind die Schmerzen aufgetreten:
    - Haben Sie sich verhoben?
    - Haben sie sich verkühlt?
    - Haben sie zu viel Sport gemacht?
    - Haben Sie momentan viel Stress?
- Sind die Beschwerden chronisch?
- Hatten Sie schon einmal eine Operation?
- Tut Ihnen Wärme gut?
- Sitzen oder stehen Sie viel?

### Anthroposophische Therapieergänzung sinnvoll bei:

- Wärmepflastern.
- Schmerzsalben.
- Analgetika.
- Magnesiumpräparaten.

### Zusatzhinweise

- Wärme (z. B. Nierenwärmer tragen).
- Regelmäßige Bewegung.
- Heileurythmie.
- Sanfte Massagen, z. B. mit Arnika Massageöl (Weleda).
- Schlafposition überprüfen: evtl. Matratze oder Kissen ändern.
- Rückenfreundliches Schuhwerk tragen.

## Grenzen der Selbstmedikation

- Taubheits- oder Lähmungsgefühle in den Beinen, Armen (Verdacht auf Bandscheibenvorfall).
- Plötzlich auftretende starke Rückenschmerzen nach Unfällen.
- Schwere Bewegungseinschränkungen.
- Lang anhaltende Rückenschmerzen ungeklärter Ursache.

## Scheidenpilz/Scheidenentzündung

**Verwandte Indikationen:** Juckreiz, Wechseljahresbeschwerden, Prämenstruelles Syndrom.

### Symptome

- Juckreiz und Brennen im Scheidenbereich (innen und außen).
- Weißlicher Ausfluss, bröckelige Konsistenz.
- Schmerzen beim Wasserlassen und Geschlechtsverkehr.

### Ganzheitliche Zusammenhänge

Die Scheide bildet eine Übergangszone zwischen außen und innen, zwischen Offenheit und Abgrenzung. Die gesunde Vaginalschleimhaut sowie das leicht saure Milieu Scheidenflora schützen diesen sensiblen Bereich vor eindringenden Erregern. Das Scheidenmilieu reagiert empfindlich auf Stress, Antibiotika, Hormonschwankungen (Pille, Schilddrüsenerkrankungen). Eine übertriebene Intim-Hygiene und auch chronisch kalte Füße begünstigen die Instabilität und erleichtern Fremderregern die Besiedelung.
Kann der Organismus den äußeren Erregern nicht genügend durch seine körpereigenen gesunderhaltenden Kräfte entgegentreten, entsteht eine Infektionserkrankung. Juckreiz, Rötung und verstärkte Absonderung sind ein Ausdruck für dieses Ungleichgewicht.
Um stabil zu bleiben, braucht das Scheidenmilieu in erster Linie eine gute Wärmedurchdringung.

### Arzneimittelempfehlungen

**Innere Therapie (oral)**

| Mittel | Anwendung Erwachsene/Tag | Wirkung |
|---|---|---|
| Argentum nitricum comp. Globuli velati (Wala) | Akut: stündl. bis 2-stündl. 10 Glob., anschließend 3 × 10 Glob. | Zur Behandlung von Abwehrschwächen und Infektionen im Unterleib |

| Mittel | Anwendung Erwachsene/Tag | Wirkung |
|---|---|---|
| Gentiana Magen Globuli velati (Wala) | 3 × 10 Glob. v. d. E. | Die Bitterstoffe stärken den Verdauungstrakt und die Darmflora |

## Äußere Therapie/Sonstige

| Mittel | Anwendung Erwachsene/Tag | Wirkung |
|---|---|---|
| Majorana Vaginalgel (Wala) | Akut: 7 Tage 1 × ⅓ der Applikatorfüllung in die Scheide einführen, Rezidivprophylaxe: 3 × wöchentl., zur vorbeugenden Anwendung und als Nachbehandlung nach Antibiotikatherapie und Candidainfektionen | Bei Scheidenentzündungen und Ausfluss; beruhigt Entzündungen gereizter Vaginalschleimhaut, durchwärmend, lindert Scheidenausfluss und Juckreiz, stärkt die lokale Immunabwehr, normalisiert das Scheidenmilieu und beugt Rezidive vor |
| Majorana/Melissa Vaginaltabletten (Weleda) | 1 × 1 Tbl. abends, Nachbehandlung nach Antibiotikatherapie und Candidainfektionen | Bei Scheidenentzündungen und Ausfluss; durchwärmend, antientzündlich, krampflösend |
| Kupfer Salbe rot (Wala) | Abends auf den Unterleib einreiben, 1–2 × die Fußsohlen dünn einreiben und warm halten | Durchwärmend, kräftigend |

## Apothekenpraxis

### Therapieansatz

- Gute Durchwärmung des Organismus und speziell des kleinen Beckens (z. B. Majoran, Kupfer).
- Stärkung der inneren Konstitution.
- Stärkung und Stabilisierung der Vaginalschleimhaut durch Anregung der Aufbaukräfte.
- Regulierung der Entzündungen (z. B. durch Silber).
- Anregung einer gesunden Verdauungstätigkeit zur allgemeinen Stärkung des Immunsystems.

### Fragen an den Kunden

- Wurde ein Vaginalpilz diagnostiziert?
- Haben Sie häufig mit Juckreiz und Ausfluss zu tun?
- Wie würden Sie die Durchwärmung Ihrer Füße beschreiben: gut, mäßig, schlecht?
- Wie gestalten Sie Ihre Intimhygiene?
- Haben Sie in letzter Zeit in anderen Zusammenhängen ein Antibiotikum einnehmen müssen?

### Anthroposophische Therapieergänzung sinnvoll bei:

- Fungiziden Arzneimitteln.
- Feuchtcreme.
- Entzündungshemmenden Vaginalia.
- Döderlein-Präparaten.
- Probiotika.

### Zusatzhinweise

- Keine übertriebene Intimhygiene.
- Täglicher Wechsel der Unterwäsche (Baumwolle), Waschen bei mind. 60 °C.
- Kohlenhydratarme Ernährung, evtl. in Form einer Diät über 3–4 Wochen.
- Auf warme Füße achten: warme Füße bedeuten ein waches Immunsystem!

## Grenzen der Selbstmedikation

- Patienten mit Immunschwäche.
- Schwangerschaft.
- Begleitend: Fieber, Schmerzen.
- Heftige Mischinfektionen (Bakterien und Pilze) möglich, dadurch verstärken sich die Symptome, der Ausfluss riecht stark, kann blutig sein.
- Infektionshäufigkeit: öfters als 4 × pro Jahr sollte ärztlich abgeklärt werden, evtl. liegt eine unerkannte Grunderkrankung wie Diabetes mellitus vor.
- Chronische Pilzinfektionen sind ein Risikofaktor für Gebärmutterhalskrebs.

## Schlafstörungen

**Verwandte Indikationen:** Stress, Wechseljahresbeschwerden, Nervosität/Unruhe, Rückenschmerzen, Kopfschmerzen, Migräne, Juckreiz, Ekzem/Neurodermitis, Erkältung/Grippaler Infekt/Fieber, Jetlag, Prüfungsangst/Lampenfieber.

### Symptome

Unterschieden werden Ein- und Durchschlafstörungen.
**Einschlafstörungen:** die Einschlafzeit beträgt länger als 30 Minuten.
**Durchschlafstörungen:** vorzeitiges, wiederkehrendes Erwachen während der Schlafenszeit.

- Erschöpfung am Tag.
- Geminderte Leistungsfähigkeit.
- Müdigkeit.
- Depressive Verstimmung.
- Reizbarkeit.

### Ganzheitliche Zusammenhänge

Der menschliche Organismus unterliegt einem geordneten Tag-Nacht-Rhythmus. Während der Schlafphase in der Nacht ereignen sich wichtige Aufbauprozesse. Die aufbauenden Leberprozesse haben ihren Höhepunkt zwischen 2 und 3 Uhr nachts. Stoffwechselaktivitäten geschehen im Unbewussten, d. h. ohne Zutun des menschlichen Bewusstseins. Die Bewusstseins- und Wahrnehmungsprozesse z. B. der Sinnesorgane laufen hingegen tagsüber im Wachzustand ab. Sie sind von abbauender Natur.
Durch ausgeprägte Wachphasen im Stress, bei Arbeitsüberlastung, Überanstrengung, Trauer oder ähnlichem entstehen übermäßige Abbauprozesse. Der Allgemeinzustand des Organismus wird durch das Fehlen der ausgleichenden Aufbauprozesse geschwächt. Veränderungen der Lebensgewohnheiten oder Lebensphasen (Entwicklungsphasen bei Kindern, Wechseljahre) stören den rhythmischen Wechsel von Auf- und Abbauprozessen. Ein neues Gleichgewicht muss sich einstellen. Schlafstörungen in Übergangsphasen können die Folge verschobener Rhythmen sein.

## Arzneimittelempfehlungen

### Innere Therapie (oral)

| Mittel | Anwendung Erwachsene/Tag | Wirkung |
|---|---|---|
| Calmedoron® Streukügelchen (Weleda) | 1 × 15 Glob. (Einzeldosis), 3 × 15 Glob. (chron. Beschwerden) | Beruhigend, entlastend, stabilisierend für den Tag-Nacht-Rhythmus; bei Einschlafstörungen |
| Avena comp. Globuli velati (Wala) | 1 × 20–30 Glob. ½ Std. v. d. S. | Regulierend auf den Schlaf-Wach-Rhythmus, lindert Nervosität und Reizbarkeit, bei Ein- und Durchschlafstörungen |
| Phosphorus D25/Sulfur D25 aa Mischung (Weleda) | 1 × 20 Tr. abends | Stabilisierend bei Durchschlafstörungen |
| Dryophyllum Argento cultum Dil. D2 (Weleda) | 2–4 × 15 Tr. | Beruhigend und angstlösend bei Schlafstörungen in Verbindung mit Unruhezuständen, Ängsten, Schockfolgen, auch bei stark juckenden Hauterkrankungen (z. B. Neurodermitis) |
| Passiflora comp. Globuli velati (Wala) | 3 × 10 Glob. (Basismittel) | Regulierend auf den Schlaf-Wach-Rhythmus, herzberuhigend, lindert Nervosität und Reizbarkeit, unterstützt die Aufbauprozesse über die Stärkung von Herz |

| Mittel | Anwendung Erwachsene/Tag | Wirkung |
|---|---|---|
| Hepatodoron® Tbl. (Weleda) | Abends 4 Tbl. und morgens 2 Tbl. gut zerkaut einnehmen | Bei nächtlichem Erwachen zwischen 2 und 4 Uhr, unterstützt die Aufbauleistung der Leber und somit die „Nachtphase" des Organismus |

## Äußere Therapie/Sonstige

| Mittel | Anwendung Erwachsene/Tag | Wirkung |
|---|---|---|
| Malvenöl (Wala) | Abends den Oberkörper und die Gliedmaßen einreiben | Durchwärmend |
| Lavendelöl 10 % (Weleda) | Abends den Oberkörper, die Pulsstellen oder die Füße einreiben | Lavendel beruhigt und durchwärmt |
| Solum Öl (Wala) | Abends den Oberkörper einreiben | Entlastend, abschirmend, beruhigend, durchwärmend |
| Aurum/Lavandula comp. Creme (Weleda) | 1–2 × einen Salbenstrang in der Herzgegend einmassieren, Herz-Auflage mit Salbe (▸Teil 4, Herz-Auflage mit Salbe) | Beruhigend, ausgleichend, rhythmisierend, stabilisierend |
| Schlafschön Wickel Lavendel (Wachswerk) | Abends erwärmte Auflage auf dem Brustkorb anwenden | Entspannend; bei abendlicher Unruhe und Schlafstörungen |
| Schlafschön Wickel Rose (Wachswerk) | Abends erwärmte Auflage auf dem Brustkorb anwenden | Harmonisierend; bei unruhigem Schlaf |

## Apothekenpraxis

### Therapieansatz

- Stabilisierung des Tag-Nacht-Rhythmus (z. B. Calmedoron).
- Unterstützung der Regulationsfähigkeit der ICH-Organisation (Phosphorus, Sulfur).
- Stärkung der Aufbaukräfte durch Unterstützung der Organe Leber, Niere und Herz (Passionsblume, Weide, Weißdorn).
- Förderung der Ausatmung, des Loslassens (z. B. Lavendel, Hafer, Hopfen).
- Kombination innerer und äußerer Anwendungen.

### Fragen an den Kunden

- Wie gestaltet sich der Prozess des Einschlafens?
- Wie oft wachen Sie nachts auf?
- Schlafen Sie nach einem nächtlichen Auswachen gut wieder ein?
- Wachen Sie am Morgen erholt auf?
- Wie gestalten Sie Ihren Tagesablauf, gibt es stabilisierende Rhythmen (z. B. Aktivitäten, Ruhephasen, Essenszeiten)?
- Sind Sie momentan nervös oder gereizt?

### Anthroposophische Therapieergänzung sinnvoll bei:

- Tabletten zur Schlafförderung.
- Homöopathischen Komplexmitteln.
- Phytotherapeutika.

### Zusatzhinweise

- Fester Tagesrhythmus: Ruhe- und Aktivitätsphasen im deutlichen Wechsel, regelmäßige Mahlzeiten, regelmäßige Schlafenszeiten.
- Täglich wiederkehrendes Abendritual (z. B. Spaziergang, Entspannungsübung) einführen.
- Am Abend keinen Alkohol trinken oder schwere Mahlzeiten essen.
- Warme Füße beim Einzuschlafen: abendliches Fußbad, Wärmflasche, Lavendelölmassage.
- Umgebung möglichst ruhig halten, akustisch und auch optisch für Ordnung sorgen, Schlafzimmer gut lüften.
- Schlafbedürfnis dem Lebensalter anpassen.

## Grenzen der Selbstmedikation

- Schlafstörungen aufgrund organischer Erkrankungen oder starker Schmerzen nur begleitend behandeln.
- Länger andauernde, nicht auf die Behandlung ansprechende Schlafstörungen.

## Schnupfen

**Verwandte Indikationen:** Erkältung/Grippaler Infekt/Fieber, Husten, Halsschmerzen, Heiserkeit/Kehlkopfentzündung, Infektanfälligkeit, Ohrenschmerzen, Nasennebenhöhlenentzündung, Erschöpfung/Rekonvaleszenz, Heuschnupfen.

### Symptome

- Fließschnupfen (wässrig und brennend).
- Schleimig bis eitrige Sekretbildung.
- Niesen.
- Juckreiz der Nase.
- Borkenbildung in der Nase.

### Ganzheitliche Zusammenhänge

Die Nasenschleimhaut ist gut durchblutet. Eingeatmete Luft wird in der Nase erwärmt und befeuchtet, Schmutzpartikel werden herausgefiltert. Die Schleimhaut bildet eine aktive Grenzfläche zwischen Organismus und Außenwelt. Erkältungssymptome zeigen sich durch überschießende Prozesse an diesen Übergängen.

Eine Schwächung der innere Wärmebildung z. B. durch äußere Kälte oder Stress hat Einfluss auf die Stabilität der Nasenschleimhaut. Die Kapillaren werden durchlässiger, der Flüssigkeitsorganismus gerät aus der Form, die Nasenschleimhaut schwillt an. Durch eine erhöhte Stoffwechselaktivität entstehen vermehrt Sekrete.

Die Selbstregulation lässt sich durch Kräftigung der Wärmeorganisation unterstützen. Wärmebildende Maßnahmen wie z. B. ansteigende Fußbäder können die Kälteeinwirkung ausgleichen. Erlangt der Organismus die Fähigkeit zurück, auf äußere Einflüsse wie z. B. Kälteeinwirkungen mit genügend innerer Wärmebildung zu reagieren, wird seine Konstitution wieder stabil.

## Arzneimittelempfehlungen

### Innere Therapie (oral)

| Mittel | Anwendung Erwachsene/Tag | Wirkung |
|---|---|---|
| Agropyron Globuli velati (Wala) | Akut: alle 2 Std. 15 Glob., 3 × 10 Glob. (Weiterbehandlung) | Normalisierung übermäßiger Sekretbildung, Linderung entzündlicher Reaktionen der Schleimhaut; bei Schnupfen und Halsschmerzen |
| Sambucus/Teucrium comp. Mischung (Weleda) | 3 × 10 Tr. | Sekretlösend, durchwärmend; bei Schnupfen und katarrhalischen Erkrankungen der oberen Luftwege |
| Silicea comp. Globuli velati (Wala) | 3 × 10 Glob. | Entzündungsregulierend; bei Schnupfen in Verbindung mit Bindehautentzündung, Mittelohrentzündung, Sinusitis |
| Sinudoron® Mischung (Weleda) | 3 × 15 Tr., zur Nachbehandlung und Stabilisierung der Nasenschleimhaut 2–3 Wo. lang einnehmen | Abschwellend, entzündungsregulierend, aufbauend; bei akuter und chronisch-rezidivierender Sinusitis |

## Äußere Therapie/Sonstige

| Mittel | Anwendung Erwachsene/ Tag | Wirkung |
|---|---|---|
| Nasenbalsam für Kinder (Wala) | Mehrmals tgl. | Adstringierend, leicht abschwellend, ohne ätherische Öle |
| Nasenbalsam (Wala)<br>Schnupfencreme (Weleda) | Mehrmals tgl. | Adstringierend, befreiend, lymphflussanregend, enthält ätherische Öle |
| Nasenöl (Weleda) | 2–4 × 1–2 Tr. | Entzündungsregulierend, lymphflussanregend, bei trockenen Nasenschleimhäuten, auch chronische Formen, bei Borkenbildung |
| Rhinodoron® Nasenspray (Weleda) | 2–6 × 1–2 Sprühstöße | Zur Reinigung, Pflege und Befeuchtung der Nasenschleimhaut, Juckreiz, trockener und gereizter Nasenschleimhaut |
| Kupfer Salbe rot (Wala), Cuprum metall. praep. 0,4 % Salbe (Weleda) | 2 × die Füße einreiben und warm halten | Zur Durchwärmung der Füße; durch warme Füße wird die Nasenschleimhaut besser durchblutet |
| Ansteigendes Fußbad (▶Teil 4, Ansteigendes Fußbad) | Abends | Durchwärmend, ableitend, entlastend |

## Apothekenpraxis

**Therapieansatz**

- Regulierung des Wärmeorganismus (Fußbäder).
- Stärkung der Nasenschleimhaut (Schlehe).
- Das Abschwellen der Nasenschleimhaut durch adstringierende Substanzen anregen (Berberitze).
- Erleichterung der Atmung (ätherische Öle).
- Anregung des Lymphflusses (Zinnober).
- Anregung der Entgiftung über die Leber (Löwenzahn).
- Steuerung der Entzündungsprozesse (Argentum, Quarz).

**Fragen an den Kunden**

- Wie ist der Schnupfen (verstopft, laufendes Sekret, hautreizendes Sekret)?
- Gibt es ein Druckgefühl in den Nasennebenhöhlen?
- Haben Sie eine Allergie?
- Wie fühlen sich Ihre Füße an (warm oder kalt)?
- Gibt es weitere grippale Symptome?

**Anthroposophische Therapieergänzung sinnvoll bei:**

- Abschwellendem Nasenspray.
- Kombinationspräparaten mit Pseudonorephedrin.
- Phytotherapeutika (z. B. mit Schlüsselblume).

**Zusatzhinweise**

- Warme Füße.
- Nach dem Fußbad die Beine z. B. mit Malvenöl (Wala) einreiben.
- Inhalation.
- Nasendusche (Emser Salz).

## Grenzen der Selbstmedikation

- Schmerzen mit begleitendem Druckgefühl.

## Sodbrennen

**Verwandte Indikationen:** Blähungen/Völlegefühl, Durchfall, Erbrechen/Übelkeit, Verdauungsbeschwerden, Halsschmerzen, Heiserkeit/Kehlkopfentzündung.

### Symptome

- Schmerzhafte Empfindung hinter dem Brustbein, strahlt z. T. bis in den Halsbereich hinein.
- Brennender Schmerz, verstärkt sich beim Hinlegen.
- Saures oder bitteres Aufstoßen.
- Morgendliches Räuspern, Heiserkeit.
- Hustenreiz.

### Ganzheitliche Zusammenhänge

Eine gesunde Verdauung beginnt mit dem vollständigen Abbau der Nahrung. Im Mund wird die Nahrung zerkaut und eingespeichelt, in Magen und Dünndarm wird sie immer weiter zerkleinert und verdünnt. Fein aufeinander abgestimmte Prozesse der Rhythmik, der Sekretion und Resorption, das richtige Verhältnis von Flüssigem und Luftigen und das richtige Wärmemilieu während des Verdauungsprozesses bestimmen den Ablauf der Verdauung. Beim Sodbrennen verlagert sich die Säurewirkung des Magens an die physiologisch falsche Stelle. Der Verdauungsprozess, der normalerweise eine festgelegte Richtung hat, kehrt sich am Magenpförtner um. Die Säure verursacht Reizungen am Magenpförtner und an der Schleimhaut der Speiseröhre.

Tonus Schwankungen spielen hier eine Rolle. Ein gesunder Tonus entsteht durch ein ausgewogenes Schwingen zwischen Lebens- und Empfindungsorganisation. Stress kann zu einem übermäßigen Eingreifen der Empfindungsorganisation auf die Lebensorganisation führen, der Tonus verkrampft, die Funktion des Pförtners ist vermindert.

Wärmeanwendungen entspannen den Bereich und unterstützen die Wärmeorganisation in ihrer regulierenden Fähigkeit.

## Arzneimittelempfehlungen

### Innere Therapie (oral)

| Mittel | Anwendung Erwachsene/Tag | Wirkung |
|---|---|---|
| Bolus alba comp. Pulver (Wala) | 1–2 TL in 200 ml warmem Wasser verrühren, 2-stündl. bis stündl. schluckweise trinken | Darmberuhigend, entkrampfend, entblähend, weißer Ton bindet überschüssige Magensäure oder Bakteriengifte |
| Robinia comp. Globuli velati (Wala) | 3–6 × 10 Glob. | Tonusregulierend am Magenpförtner, harmonisierend bei zu starker Säurebildung im Magen, schmerzlindernd bei Ulkus-Erkrankungen, lindert Übelkeit |
| Amara Tropfen (Weleda) | 15 Tr. 15 Minuten n. d. E., 3 × 15 Tr. (Basistherapie) | Regulierung von Motilität und Sekretion, fördert den vollständigen Abbau der Nahrung im Verdauungsprozess. |

### Äußere Therapie/Sonstige

| Mittel | Anwendung Erwachsene/Tag | Wirkung |
|---|---|---|
| Cuprum metall. praep. 0,4 % Salbe (Weleda) Kupfer Salbe rot (Wala) | 2 × den Bauchbereich einreiben | Entspannend, durchwärmend, krampflösend |
| Bauchwickel Kamille (Wachswerk) | Auflage anwärmen und auf den Unterbauch legen. Mit einem Wollfließ abdecken | Entkrampfend und wärmend bei krampfartigen Magen- und Darmbeschwerden |

## Apothekenpraxis

### Therapieansatz

- Unterstützung des vollständigen Abbaus der Nahrung zur besseren Verträglichkeit im weiteren Verdauungsprozess (Bitterstoffe).
- Regulierung der Säurereaktion (Robinie).
- Regulierung der glatten Muskulatur am Magenpförtner (Tabak).
- Regulierung der Motilität (Bitterstoffe).
- Durch lokale Unterstützung der Wärmeorganisation Entspannung und Krampflösung im Bauchbereich (Kupfer).

### Fragen an den Kunden

- Tritt das Sodbrennen im Zusammenhang mit dem Essen auf?
  - Auf welche Nahrungsmittel reagieren Sie besonders „sauer"?
- Wie gestalten sie Ihre Mahlzeiten: in Ruhe mit Zeit, zwischendurch im Stehen ...?
- Haben Sie unabhängig vom Essen Sodbrennen?
- In welcher Körperhaltung treten die Beschwerden hauptsächlich auf: im Stehen, Sitzen, Liegen?
- Welche weiteren Symptome treten im Zusammenhang mit den Beschwerden auf, z. B. Aufstoßen, Mundgeruch ...?
- Haben Sie momentan viel Stress?

### Anthroposophische Therapieergänzung sinnvoll bei:

- Antazida.
- Protonenpumpenhemmern.
- Magen-Darm-Tee.
- Basischen Nahrungsergänzungsmitteln.

**Zusatzhinweise**

- Üppige süße, fette oder saure Speisen meiden.
- Alkohol und Zigaretten meiden.
- Keine zu enge Kleidung tragen.
- Nach dem Essen moderat bewegen (Spaziergang).
- Lebensweise anpassen: Stress bzw. seelische Belastungen vermindern bzw. bearbeiten.
- Nachts Oberkörper höher lagern.

## Grenzen der Selbstmedikation

- Regelmäßig über einen längeren Zeitraum auftretendes Sodbrennen (u. a. Gefahr einer Speiseröhrenentzündung).
- Begleitender, unklarer Reizhusten.

## Sonnenallergie

**Verwandte Indikationen:** Ekzem/Neurodermitis, Juckreiz, Insektenstiche, Sonnenbrand.

### Symptome

- Der Ausschlag tritt überall dort auf, wo die Sonne an die Haut gelangt.
- Juckreiz der Haut.
- Hautrötungen (rote Flecken).
- Knötchen, Papeln oder Bläschen auf der Haut.
- Abklingen der Symptome, sobald die Sonne gemieden wird.

### Ganzheitliche Zusammenhänge

Die Haut schließt den Organismus nach außen hin ab. Sie schützt vor äußeren Einflüssen wie Wind oder Sonnenstrahlung. Sie bewahrt die Feuchtigkeit und gleicht Temperaturschwankungen zwischen dem inneren Organismus und der Außenwelt aus. Im gesunden Zustand hält sie das Gleichgewicht zwischen den von innen nach außen strebenden Aufbau- und Stoffkräften und den von außen nach innen wirkenden Abbau- bzw. Formkräften. Dieses Gleichgewicht wird über die übergeordnete ICH-Organisation gesteuert.

Allergische Hautreaktionen sind der Ausdruck einer Störung dieses Gleichgewichts. Die Haut kann sich nicht mehr genügend abgrenzen. Sie verliert kurzfristig die Kontrolle über ihre Formkräfte und reagiert mit einem Überschießen der von innen nach außen wirkenden Stoffkräfte. Ein messbares Stoffwechselprodukt ist hier das Histamin. Es macht das Gewebe durchlässiger und löst Grenzen auf, Quaddeln, Schwellungen und Juckreiz entstehen. Der folgende Entzündungsprozess ist als Versuch der Selbstregulation zu verstehen, damit die Haut wieder zurück in ihr stabiles Gleichgewicht gelangt.

Die Labilität des Hautgleichgewichts kann konstitutionelle Ursachen haben oder durch Noxen verursacht werden. Auch seelische Ursachen können die Stabilität des Hautgleichgewichts beeinflussen.

## Arzneimittelempfehlungen

### Innere Therapie (oral)

| Mittel | Anwendung Erwachsene/Tag | Wirkung |
|---|---|---|
| Calcium Quercus Globuli velati (Wala) | Akut: bis 5 × 10 Glob., Basistherapie: 3 × 10 Glob. | Gefäßabdichtend, antiallergisch, stabilisiert die Abgrenzungsfunktion der Haut |
| Urtica comp. Globuli velati (Wala) | Akut: bis 5 × 10 Glob., Basistherapie: 3 × 10 Glob. | Juckreizstillend, beruhigend, besonders bei starkem Juckreiz |
| Hepatodoron® Tbl. (Weleda) | Morgens 2 Tbl., abends 4 Tbl. gut zerkaut einnehmen | Hautentlastend durch konstitutionelle Unterstützung der Leber in ihrer Aufbaufunktion |
| Amara Tropfen (Weleda) | 3 × 10–15 Tr. mit Wasser verdünnt einnehmen, bei Übelkeit n. d. E. | Hautstabilisierend durch Regulierung der abbauenden Verdauungsfunktionen, stärt das Mikrobiom, zur konstitutionellen Therapie |

## Äußere Therapie/Sonstige

| Mittel | Anwendung Erwachsene/Tag | Wirkung |
|---|---|---|
| Combudoron® Gel (Weleda), Wund- und Brandgel (Wala) | Dünn auf die betroffenen Stellen auftragen und antrocknen lassen | Juckreizstillend, entzündungshemmend, antiallergisch |
| Silicea colloidalis comp. Hautgel (Wala) | 2–3 × dünn auftragen | Juckreizstillend bei nässenden Hautreaktionen, kühlend, stärkt die Abgrenzungsfunktion der Haut |

## Apothekenpraxis

**Therapieansatz**

- Die Haut in ihrer Abgrenzungsfunktion von innen und außen stärken.
- Juckreiz und Exantheme von innen und außen abschwächen.
- Hautentlastung über die Regulierung der Leber.
- Durch die Einnahme von Bitterstoffen lässt sich das Immunsystem positiv beeinflussen.

**Fragen an den Kunden**

- Treten die Beschwerden im zeitlichen Zusammenhang mit Alltagssituationen oder Lebensmitteln auf? Tipp: (Ernährungs)tagebuch führen.
- Sind Probleme mit dem Darm oder der Verdauung bekannt?
- Werden Medikamente eingenommen, die photosensibilisierend sind?

**Anthroposophische Therapieergänzung sinnvoll bei:**

- Cortisonhaltigen Arzneimitteln (intern, extern).
- Antiallergika.
- Sonnenschutzpräparaten.
- Calciumtabletten.

**Zusatzhinweise**

- Langsames Gewöhnen an die Sonne.
- Schutz vor intensiver Sonneneinstrahlung durch Kleidung, Aufenthalt im Schatten.
- Keine Parfums oder andere Reizstoffe auf die Haut aufbringen.



## Grenzen der Selbstmedikation

- Starke und akute Beschwerden mit großflächiger Ausbreitung und generalisierte allergische Reaktion.
- Quincke-Ödem.
- Anaphylaktischer Schock.
- Schwindel, Übelkeit, Kreislaufkollaps.

## Sonnenbrand

**Verwandte Indikationen:** Allergische Hautreaktionen, Sonnenallergie.

### Symptome

- Schwellungen der Haut.
- Starkes Hitzegefühl.
- Blasenbildung.

### Ganzheitliche Zusammenhänge

Die Haut schließt den Organismus nach außen hin ab. Sie schützt vor äußeren Einflüssen wie Wind oder Sonnenstrahlung. Sie bewahrt die Feuchtigkeit und gleicht Temperaturschwankungen zwischen dem inneren Organismus und der Außenwelt aus. Im gesunden Zustand hält sie das Gleichgewicht zwischen den von innen nach außen strebenden Aufbau- und Stoffkräften und den von außen nach innen wirkenden Abbau- bzw. Formkräften. Dieses Gleichgewicht wird über die übergeordnete ICH-Organisation gesteuert.
Starke Sonneneinstrahlung reizt die Haut übermäßig. Sie kann sich nicht mehr genügend abgrenzen. und verliert kurzfristig die Kontrolle über ihre Formkräfte. Nun reagiert sie mit einem Überschießen der von innen nach außen wirkenden Stoffkräfte. Rötungen, Schwellungen und Blasenbildung entstehen. Der folgende Entzündungsprozess ist als Versuch der Selbstregulation zu verstehen, damit die Haut wieder zurück in ihr stabiles Gleichgewicht zurückfindet.

### Arzneimittelempfehlungen

#### Innere Therapie (oral)

| Mittel | Anwendung Erwachsene/Tag | Wirkung |
|---|---|---|
| Arnica e planta tota D6 Globuli velati (Wala) | Akut: stündl. 5 Glob., 3 × 10 (Anschlusstherapie) | Arnika unterstützt die Regenerierung der geschädigten Haut nach Sonnenbrand |

### Äußere Therapie/Sonstige

| Mittel | Anwendung Erwachsene/Tag | Wirkung |
|---|---|---|
| Combudoron®, Gel (Weleda), Wund- und Brand-gel (Wala) | Dünn auf die betroffenen Stellen auftragen und antrocknen lassen | Mindert Hitzeschmerz und fördert die Abheilung, Brennnessel wirkt gegen den Brennschmerz und überschießende Stoffwechselprozesse, Arnika regt die Aufbau- und Strukturkräfte in der Haut an |
| Combudoron®, Flussigkeit (Weleda) oder Brandessenz (Wala) | Nach Packungsbeilage verdünnen, Anwendung als Umschlag | Bei großflächigen Sonnenbränden, Wirkung wie Gele (siehe oben) |
| Combudoron® Salbe (Weleda) | 2 × auftragen | Zur Nachbehandlung und Vorbeugung von Narbenbildung nach Verbrennungen und Sonnenbrand |
| Imlan® Creme pur (Amryth AG) | Auf die betroffene Haut 2 × aufragen | Regenerierend, antientzündlich und juckreizlindernd |



#### Apothekenpraxis

**Therapieansatz**

- Regulierung überschießender Stoffkräfte der Haut.
- Anregung der Aufbaukräfte in der Haut.

**Fragen an den Kunden**

- Wie beschreiben Sie die Beschwerden:
  - Wie stark ist die Haut gerötet?
  - Hat bereits eine Blasenbildung stattgefunden?
  - Wie stark sind die Schmerzen?

- Wann hat das Sonnenbad stattgefunden?
- Wie lange waren Sie in der Sonne?
- Sind im Zusammenhang mit dem Sonnenbaden weitere Beschwerden aufgetreten, z. B. Kreislaufprobleme, Übelkeit?

**Anthroposophische Therapieergänzung sinnvoll bei:**
- Sonnenschutzpräparaten.
- After-Sun Produkten.
- Cortisonhaltigen Präparaten.

**Zusatzhinweise**
- Übermäßige und direkte Sonnenstrahlung meiden (CAVE: Mittagssonne).
- Schutz der Haut durch Kleidung oder entsprechende Sonnenschutzpräparate.
- Langsame Gewöhnung der Haut an die Sonne.
- Sonnenhut tragen.
- Großflächige Sonnenbrände vom Arzt behandeln lassen.
- Bei Sonnenbrand für ausreichende Flüssigkeitszufuhr sorgen.

## Grenzen der Selbstmedikation
- Bei starker Blasenbildung, starken Schmerzen.
- Begleitende Kopfschmerzen, Übelkeit, Erbrechen.
- Säuglinge und Kleinkinder sollten bei Sonnenbrand ärztlich betreut werden.

## Stress

**Verwandte Indikationen:** Nervosität/Unruhe, Schlafstörung, Verspannungen/Nackenschmerzen, Verdauungsbeschwerden, Kopfschmerzen, Migräne, Rückenschmerzen, Prüfungsangst/Lampenfieber.

### Symptome

Stresssymptome treten auf verschiedenen Ebenen auf:

#### Geistige Ebene

- Konzentrationsschwäche.
- Nicht ruhendes Gedankenkarussell.
- Nervosität, Ängste.

#### Seelische Ebene

- Negative Gefühle. Im sozialen Umfeld scheinen plötzlich Beziehungen gestört.
- Rhythmen sind gestört: z. B. Tag-Nacht-Rhythmus, Verdauungsgeschehen, Hormongeschehen.

#### Körperliche Ebene

- Schmerzen, Verspannungen.
- Erschöpfung.
- Depressionen.

### Ganzheitliche Zusammenhänge

Der gesunde Mensch hat die Fähigkeit, seine geistige, seelische und körperliche Ebene im Gleichgewicht halten. Starke Sinnesreize oder andere Herausforderungen können das Nerven-Sinnes-System (die Ebene des Geistes), übermäßig beanspruchen. Eine erhöhte Wachsamkeit und maximale Aufmerksamkeit sind die Folge. Um seine Balance wiederzufinden, leitet der Organismus dieses Übermaß an Kräften weiter. So findet als nächstes eine Reaktion im Rhythmischen System (Ebene der Seele) statt. Die Atmung wird schneller und flacher, Puls und Blutdruck reagieren mit Veränderungen, Angstgefühle treten auf. Schließlich wer-

den Stresshormone (z. B. Adrenalin) ausgeschüttet. Diese aktivieren nun das Stoffwechsel-Gliedmaßen-System (Ebene des Körpers). Im Falle einer nötigen Flucht könnte der Mensch jetzt schnell und kraftvoll reagieren.
Die beschriebenen Reaktionen auf eine Herausforderung sind als gesund zu bezeichnen, solange sich das stabile Gleichgewicht aus eigenen Kräften wiederherstellen kann. Gelingt das nicht, weil z. B. die Konstitution nicht kräftig genug ist, entstehen verschiedenste Symptome auf allen drei Ebenen.
Beginnende Stresserkrankungen erkennt man meist durch Symptome auf der Ebene des Nerven-Sinnes-Systems. Stabilisiert sich die Gesamtkonstitution nicht mehr aus eigenen Kräften, setzen sich die Symptome bis in die körperliche Ebene fort. Am Ende der Kette können ein Burnout oder eine tiefe Depression stehen, die in ärztliche Behandlung gehören.

## Arzneimittelempfehlungen

### Innere Therapie (oral)

| Mittel | Anwendung Erwachsene/Tag | Wirkung |
|---|---|---|
| Neurodoron® Tbl. (Weleda) | 3–4 × 1 Tbl. (Stärkung der Konstitution),<br>akut: stündl. 1 Tbl. (bis zu 8 Tbl. am Tag) | Basismittel zur Stärkung der Konstitution Körper-Seele-Geist:<br>Gold stärkt das Herz, Ferrum-Quarz unterstützt die Abgrenzungsfähigkeit, Kalium phosphoricum regt die Lebenskräfte an,<br>kombinierbar mit symptombezogenen Arzneimitteln |
| Levico comp. Globuli velati (Wala) | 3 × 10 Glob. | Stärkend bei Erschöpfung und in der Rekonvaleszenz, stimmungsaufhellend, kräftigend |

| Mittel | Anwendung Erwachsene/Tag | Wirkung |
|---|---|---|
| Aurum/Apis regina comp. Globuli velati (Wala) | 3 × 10 Glob. | Stimmungsaufhellend, beruhigend, stärkt die Nerven, lindert Erschöpfung |
| Calmedoron® Streukügelchen (Weleda) | 1 × 15 Glob., 3 × 15 Glob. (chronische Beschwerden) | Regulierend, rhythmisierend und stabilisierend bei Nervosität, Einschlafstörungen, und „Gedankenkarussel" |
| Amara Tropfen (Weleda) | 15 Tr. v. d. E. | Bitterstoffe regen Motilität und Peristaltik im Magen-Darm-Trakt an, Anwendung bei nervösen Verdauungsbeschwerden und Sodbrennen |

## Äußere Therapie/Sonstige

| Mittel | Anwendung Erwachsene/Tag | Wirkung |
|---|---|---|
| Aurum/Lavandula comp. Creme (Weleda) | 1–2 × einen Salbenstrang in der Herzgegend einmassieren, Herz-Auflage mit Salbe (► Teil 4, Herz-Auflage mit Salbe) | Beruhigend, ausgleichend, rhythmisierend, stabilisierend |
| Weleda Lavendel Entspannungsbad | Als Vollbad anwenden | Beruhigend, entkrampfend |

| Mittel | Anwendung Erwachsene/Tag | Wirkung |
|---|---|---|
| Solum Öl (Wala) | 1–2 × Oberkörper einreiben (auf die leicht feuchte Haut) | Stärkend und durchwärmend,<br>erhöht die Belastbarkeit gegenüber Außenreizen,<br>bringt starr gewordene Prozesse wieder in Bewegung,<br>hilft bei mangelnder Abschirmung gegenüber der Außenwelt (Wetterfühligkeit),<br>bei chronischen Beschwerden |

## Apothekenpraxis

### Therapieansatz

- Die Basisbehandlung besteht aus einer Stabilisierung und Kräftigung der drei Ebenen Körper-Seele-Geist.
- Kräftigung bei körperlicher Erschöpfung.
- Die seelische Ebene bzw. Stimmung aufhellen.
- Stabilisierung der rhythmischen Prozesse im Körper.
- Stärkung der Selbstregulation durch Unterstützung bzw. Stabilisierung der Wärmeorganisation (äußere Anwendungen).
- Symptombehandlung der daraus entstehenden Indikationsgebiete (siehe oben „Verwandte Indikationen").
- Zur Stabilisierung des Organismus ist immer auch eine Hinterfragung der Lebensumstände sinnvoll.

### Fragen an den Kunden

- Wie würden Sie Ihre Beschwerden formulieren:
  - Fühlen Sie sich erschöpft?
  - Wie ist ihre Schlafqualität?

- Haben Sie Herz-Kreislauf-Probleme?
- Haben Sie Konzentrationsschwierigkeiten?
- Fühlen Sie sich überfordert?
- Haben Sie Ängste, z. B. vor Alltagsaufgaben?

- Wie beschreiben Sie die Wärmeverteilung in Ihrem Körper: Sind Füße und Hände angenehm durchwärmt?
- Wie gestaltet sich Ihr Tagesablauf: gibt es einen regelmäßigen Wechsel zwischen Ruhe- und Aktivitätsphasen?

**Anthroposophische Therapieergänzung sinnvoll bei:**

- Arzneimitteln zur Schlafförderung.
- Arzneimitteln zur Beruhigung.
- Arzneimitteln bei nervösen Herz-Kreislauf-Beschwerden.

**Zusatzhinweise**

- Ein rhythmischer Tagesablauf stabilisiert den Organismus.
- Regelmäßige Bewegung, möglichst im Freien.
- Ausgewogene Ernährung.
- Hinterfragen der Lebensumstände und inneren Einstellung: kann man etwas ändern (äußere Belastungen, eigener Perfektionismus etc.).
- Resilienzfähigkeit stärken (Fähigkeit zur Selbstregulation), z. B. durch Persönlichkeitsentwicklung oder Förderung der Fähigkeit zur Kreativität (neue Lösungswege entdecken, um aus stressigen Lebensphasen herauszukommen).

## Grenzen der Selbstmedikation

- Echter Burnout.
- Depressionen, die noch nicht ärztlich begleitet werden.
- Stress in Verbindung mit starken Schmerzen.
- Sich verstärkende, nicht abklingende Symptome.

## Venenschwäche

**Verwandte Indikationen:** Hämorrhoiden, Kreislaufschwäche, Juckreiz, Jetlag.

### Symptome

- Schmerzen in den Beinen.
- Kribbeln in den Beinen.
- Nächtliche Wadenkrämpfe.
- Spannungsgefühl.
- Juckreiz.
- Im fortgeschrittenen Stadium (Schädigung der Venen):
  - Hautverfärbung an den Beinen,
  - Gewebeverhärtungen,
  - Wassereinlagerungen,
  - beginnende Krampfadern.

### Ganzheitliche Zusammenhänge

Ein Maß für die Lebenskraft des Menschen ist die Fähigkeit, Flüssigkeitsströme in seinem Organismus entgegen der Schwerkraft fließen zu lassen und sich gegen die Schwerkraft aufzurichten zu können. Im venösen System besteht ein fein austariertes Gleichgewicht zwischen der Lebenskräfteorganisation, die diesen Auftrieb ermöglicht und der Empfindungsorganisation, die die Venenwände in Form hält. Der Venentonus ermöglicht den Bluttransport zurück zum Herzen. Ist der Tonus im Venensystem geschwächt, kommt es zu Störungen im venösen Rückstrom. In den Gliedmaßen stellt sich ein Schweregefühl ein, es bilden sich Stauungsödeme, Krampfadern oder Entzündungen.

Faktoren wie Bindegewebsschwächen, Übergewicht, fortgeschrittenes Alter, Schwangerschaften, sitzende Tätigkeiten und Bewegungsmangel wirken sich schwächend auf die Lebenskräfte aus und können eine Venenschwäche begünstigen.

## Arzneimittelempfehlungen

### Innere Therapie (oral)

| Mittel | Anwendung Erwachsene/Tag | Wirkung |
|---|---|---|
| Borago comp. Globuli velati (Wala) | 3 × 10 Glob. (Basisbehandlung), akut: 1–2-stündl. 10 Glob. | Bringt Stockendes in Fluss, kräftigt die Gefäße, bei Thromboseneigung und Krampfadern |
| Achillae comp., Mischung (Weleda) | 1–3 × 10–15 Tr. | Kräftigt die Gefäße, antientzündlich, bei Krampfadern und Hämorrhoiden |

### Äußere Therapie/Sonstige

| Mittel | Anwendung Erwachsene/Tag | Wirkung |
|---|---|---|
| Venadoron®, Lotion (Weleda) | Mehrmals dünn auf Beine (und Arme) auftragen | Strukturiert das Gewebe, stärkend, durchwärmend und entspannend; fettfreie Zubereitung, kompatibel mit Kompressionsstrümpfen |
| Aesculus/Prunus comp. Essenz (Wala) | Als Teil-(Fuß- bzw. Bein-) oder Vollbad anwenden (nicht zu heiß) | Strukturiert das Gewebe, kräftigt die Gefäße |
| Borago Essenz (Wala) | Mehrmals als Umschlag laut Packungsbeilage | Bringt Stockendes in Fluss. Bei venösen Stauungen, Entzündungen, Krampfadern |

## Apothekenpraxis

### Therapieansatz

- Anregung der Lebenskräfte, die heraus aus der Schwere zurück in die Leichte führen, die den Rückfluss anregen (z. B. Borretsch).
- Unterstützung von Form- und Lebenskräften im venösen System (Arnika, Schlehe, Borretsch).
- Tonisierung und Kräftigung des venösen Gewebes, dadurch erfolgt eine Entstauung (z. B. Hamamelis und Rosskastanie).
- Ödeme lindern (Kastanie).

### Fragen an den Kunden

- Seit wann haben Sie die Beschwerden?
- Wie gestaltet sich ihr Tag (stehende oder sitzende Tätigkeit)?
- Wann sind Ihre Beine hauptsächlich geschwollen (abends, morgens)?
- Wie viel bewegen Sie sich?
- Neigen Sie zu Übergewicht?
- Rauchen Sie?

### Anthroposophische Therapieergänzung sinnvoll bei:

- Phytotherapeutischen Salben.
- Rutinhaltigen Tabletten.
- Heparinsalben.
- Magnesiumpräparaten.

### Zusatzhinweise

- Regelmäßige Bewegung.
- Kompressionsstrümpfe.
- Steh- und Sitzpositionen regelmäßig verändern, die Beine auch mal hochlegen.
- Fußgymnastik.
- Gewichtsreduktion, wenn nötig.

## Grenzen der Selbstmedikation

- Schlecht heilende Wunden an den Beinen (Ulcus cruris).
- Starke Schwellungen mit Hautveränderungen.
- Durchblutungsstörungen der Beine.

## Verbrennungen

**Verwandte Indikationen:** Sonnenbrand, Wunden.

### Symptome

**1. Grades:** leichte Schwellung und Rötung der Haut, Schmerzen, vollständig reversibel.
**2. Grades:** Blasenbildung, starke Schmerzen, tieferliegende Hautschichten betroffen.
**3. Grades:** Nekrosen, Nervenendigungen zerstört, daher keine Schmerzen, irreversibel.
**4. Grades:** Verkohlung, keine Schmerzen, irreversibel.

■ **CAVE** Ab 2. Grades keine Selbstmedikation mehr!

### Ganzheitliche Zusammenhänge

Die Haut schließt den Organismus nach außen hin ab. Sie schützt vor äußeren Einflüssen wie Sonnenstrahlen oder Hitze. Sie bewahrt die Feuchtigkeit und gleicht Temperaturschwankungen zwischen dem inneren Organismus und der Außenwelt aus. Im gesunden Zustand hält sie das Gleichgewicht zwischen den von innen nach außen strebenden Aufbau- und Stoffkräften und den von außen nach innen wirkenden Abbau- bzw. Formkräften.
Bei zu starker Hitzeeinwirkung kann sich die Haut nicht mehr genügend abgrenzen. Sie verliert die Kontrolle über ihre Formkräfte und reagiert mit einem Überschießen der Stoffkräfte. Das Gewebe wird durchlässiger Grenzen lösen sich auf. Schwellung, Rötung, Hitzegefühl oder Blasenbildung werden sichtbar. Der folgende Entzündungsprozess ist als Versuch der Selbstregulation zu verstehen, damit die Haut wieder zurück in ihr stabiles Gleichgewicht gelangt. Ab dem 3. Grad einer Verbrennung ist die Haut so stark geschädigt, dass die ausgleichende Entzündungsreaktion nicht mehr stattfinden kann.

## Arzneimittelempfehlungen

### Innere Therapie (oral)

| Mittel | Anwendung Erwachsene/Tag | Wirkung |
|---|---|---|
| Arnica e planta tota D6 Globuli velati (Wala) | Akut: stündl. 5 Glob., 3 × 10 Glob. (Weiterbehandlung) | Unterstützung der Gewebertegeneration |

### Äußere Therapie/Sonstige

| Mittel | Anwendung Erwachsene/Tag | Wirkung |
|---|---|---|
| Combudoron®, Gel (Weleda)<br>Wund- und Brandgel (Wala) | Dünn auf die betroffenen Stellen auftragen und antrocknen lassen | Mindert Hitzeschmerz und fördert die Abheilung, Regulierung der überschießenden Stoffwechselprozesse, Anregung der Aufbau- und Strukturkräfte in der Haut |
| Combudoron®, Flüssigkeit (Weleda) oder Brandessenz (Wala) | Nach Packungsbeilage verdünnen, Anwendung als Umschlag, Umschläge ergänzend zur Behandlung mit Gel | |
| Combudoron® Salbe (Weleda) | Auf die betroffene Haut 2 × auftragen | Zur Nachbehandlung und Vorbeugung von Narbenbildung nach Verbrennungen |
| Imlan® Creme pur (Amryth AG) | Auf die betroffene Haut 2 × aufragen | Regenerierend, antientzündlich und juckreizlindernd |

### Apothekenpraxis

**Therapieansatz**

- Anregung der Regeneration der Haut durch Unterstützung der Aufbau- und Strukturkräfte (Arnika).
- Brennschmerz lindern (Brennnessel).
- Überschießende Stoffwechselkräfte (Blasenbildung, Entzündung) regulieren.

**Fragen an den Kunden**

- Was führte zu der Verbrennung?
- Ist die Verbrennung akut?
- Wie lange liegt die Verbrennung zurück?
- Haben sich Blasen gebildet?
- Ist die Haut offen und nässend?

**Anthroposophische Therapieergänzung sinnvoll bei:**

- Medizinprodukten zur Behandlung von Verbrennungen (Gele).
- Verband und Kompressen.

**Zusatzhinweise**

- Sofort 10–15 Minuten, Verbrennung mit kühlem Wasser kühlen.
- Keine Salben oder Cremes unmittelbar nach der Verbrennung auf die verbrannte Haut auftragen. Immer zuerst kühlen.
- Kleidung vorsichtig lösen. Falls mit der Brandwunde verklebt, Kleidung nicht selbst entfernen.
- Brandblasen nicht öffnen (Infektionsgefahr!).

## Grenzen der Selbstmedikation

- Verbrennungen ab 2. Grades.
- Großflächige Verbrennungen: Verbrennungen 2. bis 3. Grades können ab 10 % verbrannter Körperoberfläche (Erwachsene) und 5 % verbrannter Körperoberfläche (Kinder) zum lebensgefährlichen Schock

führen (Größenrelation: die Fläche des Handtellers plus Finger des Patienten entspricht etwa. 1 % Körperoberfläche).

- Brandwunden im Gesicht (eventuell ist die Lunge mitbetroffen!) oder im Genitalbereich.

## Verdauungsbeschwerden

**Verwandte Indikationen:** Appetitlosigkeit, Durchfall, Blähungen/Völlegefühl, Verstopfung, Sodbrennen, Erbrechen/Übelkeit.

### Symptome

- Blähungen.
- Druck, Völlegefühl.
- Schmerzen, Krämpfe.
- Sodbrennen, Aufstoßen.
- Übelkeit, Erbrechen, Appetitlosigkeit.
- Durchfall, Verstopfung.
- Müdigkeit, Lustlosigkeit, Erschöpfung.
- Schlafstörungen.

### Ganzheitliche Zusammenhänge

Die Verdauung ist ein Verwandlungsprozess im Organismus. Körperfremde Substanz, die Nahrung, wird zerkleinert, angewärmt, aufgelöst, rhythmisiert, schließlich aufgenommen und in körpereigene Substanz verwandelt.

Der Weg der Nahrung beginnt im Mundraum, führt weiter über Speiseröhre, Magen, Zwölffingerdarm und Dünndarm. Hier befindet sich die entscheidende Stelle zur Aufnahme der Nahrung in den Stoffwechsel, der Einscheidung. Die Darmwände geben die aufgenommenen Substanzen über die Pfortader an die Leber weiter. Dort werden die zuvor zerkleinerten und abgebauten Bestandteile wiederaufgebaut und verlebendigt. Nach dem Leberdurchgang ist aus den fremden Nahrungsstoffen körpereigene Substanz geworden. Die Leber ist folglich das Hauptstoffwechselorgan für die Aufbauprozesse, der Ort, an dem die Lebenskräfte des Organismus entstehen. Nicht eingeschiedene Substanzen werden über den Dickdarm ausgeschieden.

Fein aufeinander abgestimmte Prozesse der Rhythmik, der Sekretion und Resorption, das richtige Verhältnis von Flüssigem und Luftigen und das richtige Wärmemilieu während des Verdauungsprozesses bestimmen den Ablauf der Verdauung. Das empfindliche Gleichgewicht ist leicht zu stören. Neben falscher Nahrung oder Medikamenten, können auch unverdaute Eindrücke auf der seelischen Ebene auf den Magen schlagen. In diesem Fall konnte das Erlebte (Fremde) aus den verschiedensten Gründen nicht richtig ergriffen (sich zu Eigen gemacht) werden.

## Innere Therapie (oral)

| Mittel | Anwendung Erwachsene/Tag | Wirkung |
|---|---|---|
| Hepatodoron® Tbl. (Weleda) | Abends 4 Tbl., morgens 2 Tbl. gut zerkaut einnehmen (2–3 Monate) | Basistherapie: die Aufbauprozesse in der Leber anregend |
| Anagallis comp. Globuli velati (Wala) | 3 × 10 Glob.(2–3 Monate) | Begleit- und Basistherapie: unterstützend bei Leber- und Gallenfunktionsstörungen, vitalisierend bei Verhärtungstendenzen der Leber |
| Balsamischer Melissengeist (Weleda) | 3 × 20 Tr. | Durchwärmend, die Gesamtkonstitution in Bezug auf die Verdauungskräfte stärkend |
| Chelidonium Kapseln (Wala) | 2–3 × 1 Kps. | Die Abbaukräfte der Galle unterstützend, durchwärmend |
| Gentiana Magen Globuli velati (Wala) | 3 × 10 Glob | Bitterstoffkomposition aus gelbem Enzian, Wermut, Löwenzahn, Brechnuss, Stärkung der gesamten Verdauungsprozesse |

### Äußere Therapie/Sonstige

| Mittel | Anwendung Erwachsene/Tag | Wirkung |
|---|---|---|
| Melissenöl (Wala) | 2 × den Bauchraum einreiben | Durchwärmend im Bauchraum |
| Oxalis, Folium 20 %, Tinktur (Weleda) | Verdünnen laut Packungsbeilage und als warmen Bauchwickel mit Oxalis-Essenz anwenden (▸Teil 4, Bauchwickel mit Oxalis-Essenz) | Entkrampfend,<br>beruhigend,<br>Anregung gestauter Prozesse,<br>belebend und vitalisierend |
| Kupfer Salbe rot (Wala)<br><br>Cuprum metall. praep. 0,4 % Salbe (Weleda) | 2 × die Leberregion einreiben und warm halten | Durchwärmend,<br>die Stoffwechseltätigkeit anregend |

#### Apothekenpraxis

Hinweis: Verdauungsbeschwerden können die Ursache für vielfältige Symptome sein, die im Einzelnen individuell behandelt werden können.

**Therapieansatz**

- die Leber wird als Hauptstoffwechselorgan in ihrer Aufbaufunktion unterstützt.
- Anregung des Aufbaustoffwechsels durch Wärmeprozesse.
- Anregung des Aufbaustoffwechsels durch Unterstützung der Kohlenhydrat- und Eiweißprozesse.
- Unterstützung der Galle in ihrer die Nahrungsmittel abbauenden Funktion.

**Fragen an den Kunden**

- Wie nehmen Sie Ihre Mahlzeiten zu sich (achtsam, in Ruhe oder nebenbei)?
- Wie fühlen Sie sich nach dem Essen:
  - Stellt sich ein Völlegefühl ein?
  - Gibt es Blähungen, Unverträglichkeiten?
  - Welche weiteren Symptome?
- Fühlen Sie sich regelmäßig erschöpft, antriebslos?
- Leiden Sie unter Schlafstörungen?
- Wie ist der Zustand ihrer Haut?

**Anthroposophische Therapieergänzung sinnvoll bei:**

- Arzneimitteln, die die Lebenskräfte schwächen, z. B. starke Rheumamittel, Chemotherapeutika, langfristig einzunehmende Antibiotika, Antidepressiva.
- Immunsuppressiven Arzneimitteln im Zusammenhang mit Ekzemen, Neurodermitis.
- Arzneimitteln zur Therapie trockener Augen und trockener Haut.
- Arzneimitteln zu den Themen Stress und Erschöpfung.
- Arzneimitteln zur Schlafförderung.

**Zusatzhinweise**

- Rhythmische Lebensführung beachten.
- Ein Anpassen der Ernährungsgewohnheiten fördert die Verdauung.
- Leberschädigende Substanzen nach Möglichkeit vermeiden (starke Medikamente, Alkohol).
- Auf eine genügende Flüssigkeitszufuhr (Wasser) achten.

## Grenzen der Selbstmedikation

- Starke Erschöpfung, Depression.
- Starke Schmerzen im Bauchbereich.

## Verspannungen/Nackenschmerzen

**Verwandte Indikationen:** Muskelschmerzen, Rückenschmerzen, Kopfschmerzen, Migräne, Arthrose/Arthritis, Gelenkschmerzen.

### Symptome

- Steifer Nacken mit Bewegungseinschränkung.
- Schmerzen, Verspannung.
- Spannungskopfschmerzen.

### Ganzheitliche Zusammenhänge

Das eigentlich starre Skelett des Menschen wird durch das Zusammenspiel von Muskeln, Sehnen und Gelenken flexibel. Wärmeprozesse durchdringen besonders die Muskeln und bringen den Organismus in Bewegung. Seelische Befindlichkeiten beeinflussen den Muskeltonus. Dies ist an der Körperhaltung gut sichtbar. Wenn das Muskelgewebe nicht genügend von der Wärme durchdrungen wird, kommt es zu Verdichtungs- und Erstarrungsprozessen. Mangelnde mechanische Durchblutung z. B. durch Fehlhaltungen oder auch seelische Erstarrung können zu Verspannungen und Schmerzen führen. Durch Unterstützung der Wärmeorganisation auf körperlicher und seelischer Ebene verbessern sich Blutzirkulation und Beweglichkeit.

Nackenschmerzen entstehen in der Regel durch Verspannungen im Schulter-Nackenbereich. Stress und Überforderung kühlen den Organismus innerlich ab und können dadurch die Symptome auslösen. Neben äußerer Wärme ist eine Unterstützung der inneren Licht- und Wärmekräfte sinnvoll.

Verletzungen der Wirbelsäule z. B. durch einen Unfall können zu Nackenschmerzen führen, ebenso kann ein Bandscheibenvorfall Ursache der Schmerzen sein. Hier ist ärztliche Begleitung erforderlich. An Fehlbildungen der Wirbelsäule wie z. B. Skoliose, Morbus Bechterew oder eine Osteoporose ist ebenfalls zu denken. Wärmeanwendungen im Rahmen der Selbstmedikation sind hier begleitend möglich

## Arzneimittelempfehlungen

### Innere Therapie (oral)

| Mittel | Anwendung Erwachsene/Tag | Wirkung |
|---|---|---|
| Magnesium phosphoricum acidum D6 Dil. (Weleda) | 3–5 × 15 Tr. | Muskelentspannend, Muskulatur in die Leichte bringend, krampflösend |
| Magnesium phosphoricum comp. Globuli velati (Wala) | 3 × 10 Glob. | Muskelentspannend, Muskulatur in die Leichte bringend, bei schmerzhaften Verhärtungen und Ablagerungen. |
| Aurum/Apis regina comp. Globuli velati (Wala) | 3 × 10 Glob. über einen längeren Zeitraum | Bei Schmerzen und Verspannungen aufgrund seelischer Belastungen |
| Neurodoron® Tbl. (Weleda) | 3–4 × 1 Tbl. | Bei stressassoziierten Nackenschmerzen |

### Äußere Therapie/Sonstige

| Mittel | Anwendung Erwachsene/Tag | Wirkung |
|---|---|---|
| Aconit Schmerzöl (Wala) | 3 × die betroffenen Stellen einreiben und warmhalten, auch als Öl-Auflage (▶Teil 4, Öl-Auflage) | Schmerzlindernd bei Nervenschmerzen, entspannend, beruhigend, regt die körpereigene Wärmebildung an, bei akuten Beschwerden |

| Mittel | Anwendung Erwachsene/Tag | Wirkung |
|---|---|---|
| Arnica comp./ Cuprum Ölige Einreibung (Weleda) | 2 × die betroffenen Stellen einreiben und warmhalten, auch als Öl-Auflage (▶Teil 4, Öl-Auflage) | Entspannend, durchwärmt in der Tiefe des Gewebes |
| Solum Öl, Solum Salbe, Solum Badezusatz (Wala) | 1–2 × die betroffene Körperstelle einreiben, Vollbad: 2 × wöchentl. | Schmerzlindernd, stärkend und durchwärmend, erhöht die Belastbarkeit gegenüber Außenreizen, bringt starr gewordene Prozesse wieder in Bewegung, hilft bei mangelnder Abschirmung gegenüber der Außenwelt (Wetterfühligkeit), bei chronischen Beschwerden |
| Weleda Arnika Massageöl | Zweimal tägl. einreiben, für die akute und präventive Anwendung geeignet | Durchwärmend, anregend |
| Johannisöl Kompresse (Wachswek) | 1–2 × tägl. erwärmen und auflegen | Schmerzlindernd, durchwärmend |

## Apothekenpraxis

### Therapieansatz

- Wärmeorganismus über die Durchblutung anregen (Rosmarin).
- Muskulatur in die Leichte bringen und entspannen (Magnesium).
- Auskühlung und Nervenschmerzen entgegenwirken (Aconit).
- Entzündungen regulieren.

**Fragen an den Kunden**

- Seit wann haben Sie die Beschwerden?
- Stehen die Beschwerden im Zusammenhang mit anderen Ereignissen, z. B. einem Unfall?
- Sind die Beschwerden chronisch?
- Bringt Wärme eine Verbesserung der Beschwerden?
- Wie wirkt sich Bewegung auf die Beschwerden aus?
- Fühlen Sie sich überlastet?
- Haben Sie eine überwiegend sitzende Tätigkeit?

**Anthroposophische Therapieergänzung sinnvoll bei:**

- Wärmepflastern.
- Schmerzsalben.
- Schmerzmitteln
- Magnesiumpräparaten.

**Zusatzhinweise**

- Kurzzeitige Ruhigstellung durch eine Halskrause kann die Nackenmuskulatur entlasten.
- Wärme, z. B. durch Schultertuch oder Schal.
- Gezieltes Training stärkt die Muskulatur.
- Am Arbeitsplatz auf einen regelmäßigen Wechsel zwischen Sitz- und Bewegungspositionen achten.
- Schlafposition überprüfen, evtl. Kopfkissen oder Matratze verändern.
- Wahrnehmung der Anspannung. Bewusstes Entspannen der verspannten Stellen.
- Seelische Anspannung erkennen, bewusst nach der Ursache suchen.

## Grenzen der Selbstmedikation

- Starke Nackenschmerzen nach einem Unfall sollten ärztlich untersucht werden.
- Taubheit oder Kribbeln in den Armen.
- Starke Nervenschmerzen.
- Zusätzliche Lähmungserscheinungen, auch in Armen oder Beinen.

- Chronische, lange anhaltende Schmerzen ärztlich abklären lassen.
- Starke seelische Belastung/Überforderung, die Anzeichen von Burnout oder Depressionen erkennen lassen.
- Begleitsymptome wie starkes Fieber und Schwächegefühl (Verdacht auf Hirnhautentzündung).

## Verstopfung

**Verwandte Indikationen:** Blähungen/Völlegefühl, Erbrechen/Übelkeit, Verdauungsbeschwerden, Hämorrhoiden.

### Symptome

- Störung der Darmentleerung: weniger als drei Stuhlgänge pro Woche.
- Begleitsymptome: Krämpfe, Blähungen, Bauchschmerzen, Völlegefühl, Übelkeit, Erbrechen.
- Verstopfung kann medikationsbedingt sein (z. B. durch Opioide oder Missbrauch von Laxanzien).

### Ganzheitliche Zusammenhänge

Eine gesunde Verdauung beginnt mit dem vollständigen Abbau der Nahrung. Im Mund wird die Nahrung zerkaut und eingespeichelt. In Magen und Dünndarm wird sie weiter zerkleinert und verdünnt. Fein aufeinander abgestimmte Prozesse der Rhythmik, der Sekretion und Resorption, das richtige Verhältnis von Flüssigem und Luftigen und das richtige Wärmemilieu während des Verdauungsprozesses bestimmen den Ablauf der Verdauung. Im Dickdarm kommen die ab dem Magen unbewusst ablaufenden Verdauungsvorgänge wieder ins Bewusstsein zurück, der Rhythmus verlangsamt sich. Die Darmentleerung selbst ist ein bewusster Prozess. Entleerungsstörungen treten vermehrt bei Veränderungen äußerer Rhythmen auf. Reisen, Nahrungsumstellungen oder auch eine zu geringe Flüssigkeitszufuhr können Ursachen sein.

Veränderung der Verdauungsrhythmen entstehen auch durch seelische Belastungen oder ein „Nicht-loslassen-können“ vergangener Erlebnisse.

## Arzneimittelempfehlungen

### Innere Therapie (oral)

| Mittel | Anwendung Erwachsene/Tag | Wirkung |
|---|---|---|
| Aquilinum comp. Globuli velati (Wala) | 3 × 10 Glob. | Rhythmisierung der Darmperistaltik, Regulierung der Verdauungsprozesse |
| Carpellum Mali comp. Plv. (Weleda) | 1–3 × 2 Msp. | Spasmolytisch bei Darmverkrampfungen (spastische Obstipation) |
| Hepatodoron® Tbl. (Weleda) | Abends 4 Tbl., morgens 2 Tbl. gut zerkaut einnehmen (2–3 Monate) | Anregung der Aufbauprozesse in der Leber |
| Digestodoron® Tbl. (Weleda) | 1–3 × 4 Tbl. | Rhythmisierung der Darmperistaltik, Regulierung der Verdauungsprozesse |
| Choleodoron®, Mischung (Weleda) | 2–4 × 15 Tr. | Anregung der Peristaltik durch den Gallenfluss |
| Gentiana Magen Globuli velati (Wala) | 3 × 10 Glob. v. d. E. | Als konstitutionelle Therapie, Stabilisierung der Verdauung, stärkt das Mikrobiom |

## Äußere Therapie/Sonstige

| Mittel | Anwendung Erwachsene/Tag | Wirkung |
|---|---|---|
| Oxalis, Folium 20 % Tinktur (Weleda) | Verdünnen laut Packungsbeilage und als warmen Bauchwickel mit Oxalis-Essenz anwenden (▶Teil 4, Bauchwickel mit Oxalis-Essenz) | Die aufbauenden Stoffwechselkräfte belebend und vitalisierend, entkrampfend, beruhigend, Anregung gestauter Prozesse |



### Apothekenpraxis

**Therapieansatz**

- Vitalisierung der gesamten Verdauungsprozesse.
- Stärkung der notwendigen Auf- und Abbauprozesse in der Verdauung.
- Unterstützung der Verdauungsrhythmen (u. a. Peristaltik).

**Fragen an den Kunden**

- Sind die Beschwerden akut?
- Stehen die Beschwerden in einem Zusammenhang mit anderen Ereignissen, z. B. einer Reise, besonderem Stress etc.?
- Seit wann leiden Sie unter den Beschwerden?
- Wie viel Flüssigkeit nehmen Sie über den Tag verteilt zu sich?
- Welche Ernährungsgewohnheiten haben Sie?
- Werden die Beschwerden von Krämpfen begleitet?
- Liegt ein Reizdarm vor, der sich u. a. durch wechselnde Stühle darstellt (Verstopfung und Durchfall wechseln sich ab)?

**Anthroposophische Therapieergänzung sinnvoll bei:**

- Quellmitteln.
- Bisacodyl.

- Glycerinzäpfchen, Klistieren.
- Probiotika.
- Abführtee.
- Neda Früchtewürfel.

**Zusatzhinweise**

- Auf ausreichende Flüssigkeitszufuhr achten (keine Softdrinks).
- Ausreichende Ballaststoffe in die Ernährung einbauen (Rohkost, Gemüse, Vollkorn, Hafer).
- Ausreichende Bewegung.
- Medienkonsum reduzieren (Bewegungsarm).
- Regelmäßige Mahlzeiten.
- Heileurythmie bei chronischer Verstopfung.

## Grenzen der Selbstmedikation

- Plötzlich auftretende Verstopfung kann ein Zeichen eines Darmverschlusses sein.
- Anhaltende Verstopfung kann ein erster Hinweis auf eine Darmerkrankung sein.

## Wadenkrämpfe

**Verwandte Indikationen:** Verspannungen/Nackenschmerzen, Muskelschmerzen.

### Symptome

- Schmerzhafte Krämpfe in der Wade, oftmals länger anhaltend.
- Muskel zieht sich plötzlich schmerzhaft zusammen.
- Die Muskulatur wird hart.
- Bewegungseinschränkungen.

### Ganzheitliche Zusammenhänge

Das eigentlich starre Skelett des Menschen wird durch das Zusammenspiel von Muskeln, Sehnen und Gelenken flexibel. Wärmeprozesse durchdringen besonders die Muskeln und bringen den Organismus in Bewegung. Seelische Befindlichkeiten beeinflussen den Muskeltonus. Dies ist an der Körperhaltung gut sichtbar.

Wenn das Muskelgewebe nicht genügend von der Wärme durchdrungen wird, kommt es zu Verdichtungs- und Erstarrungsprozessen. Mangelnde mechanische Durchblutung z. B. durch Fehlhaltungen oder auch seelische Erstarrung können zu Verspannungen und Schmerzen führen. Durch Unterstützung der Wärmeorganisation auf körperlicher und seelischer Ebene verbessern sich Blutzirkulation und Beweglichkeit. Wadenkrämpfe kann man folglich mit Wärmeprozessen und krampflösenden Maßnahmen gut behandeln. Sie bringen das Wärme-Kälte-Verhältnis wieder ins richtige Maß und aktivieren einen gesunden Stoffwechsel in der Muskulatur.

## Arzneimittelempfehlungen

### Innere Therapie (oral)

| Mittel | Anwendung Erwachsene/Tag | Wirkung |
|---|---|---|
| Magnesium phosphoricum acidum D6 Dil. (Weleda) | 3–5 × 15 Tr. | Muskelentspannend, Muskulatur in die Leichte bringend, krampflösend |
| Magnesium phosphoricum comp. Globuli velati (Wala) | 3 × 10 Glob. | Muskelentspannend, Muskulatur in die Leichte bringend, bei schmerzhaften Verhärtungen und Ablagerungen |

### Äußere Therapie/Sonstige

| Mittel | Anwendung Erwachsene/Tag | Wirkung |
|---|---|---|
| Cuprum metall. praep. 0,4 % Salbe (Weleda), Kupfer Salbe rot (Wala) | 2 × die Waden einreiben | Kupfer entspannt und durchwärmt und löst Verkrampfungen |

### Apothekenpraxis

**Therapieansatz**

- Wärmeorganismus über die Durchblutung anregen (Kupfer).
- Muskulatur in die Leichte bringen und entspannen (Magnesium).

**Fragen an den Kunden**

- Wie häufig treten die Beschwerden auf?
- Beschränken sich die Schmerzen auf die Wade?
- Leiden Sie unter einer Stoffwechselerkrankung?
- Kennen Sie Übungen zur Dehnung der Wadenmuskulatur?
- Wie ernähren Sie sich?
- Treten die Krämpfe im Zusammenhang mit sportlichen Aktivitäten auf?
- Liegt eine Schwangerschaft vor?

**Anthroposophische Therapieergänzung sinnvoll bei:**

- Magnesiumpräparaten.

**Zusatzhinweise**

- Dehnung der Wadenmuskulatur.
- Maßvolle körperliche Bewegung.
- Ausgewogene Ernährung (Mineralstoffe!).
- Ausreichend trinken.



## Grenzen der Selbstmedikation

- Die Krämpfe lösen sich nicht trotz Dehnung der Wadenmuskulatur.
- Sehr schmerzhafte und häufige Krämpfe, die oft minutenlang anhalten.
- Die Schmerzen dehnen sich auf Fuß und Leiste aus.
- Schlafprobleme aufgrund der Wadenkrämpfe.
- Einsetzen der Krämpfe bei bestimmten Bewegungen.
- Lähmungserscheinungen im Bein, Kribbeln und Taubheitsgefühle (Notfall!).
- Schwellungen an Bein oder Fuß.

## Warzen

**Verwandte Indikationen:** Ekzem/Neurodermitis.

### Symptome

**Gewöhnliche Warzen (verrucae vulgares)**

- Virusbefall der Hornzellen führt zu einer Verdickung der Oberhaut.
- Hände: erscheinen als Knoten mit rauer, horniger Oberfläche.
- Fußsohlen: Knoten wachsen nach innen (Dornwarzen, Stechwarzen).

**Dellwarzen (mollusca contagiosa)**

- Hirsekerngroß mit zentraler, gerade noch sichtbarer Delle.
- Innen liegendes Hornkörperchen.
- Meist nur bei Kindern.

### Ganzheitliche Zusammenhänge

Die Haut dient dazu, den Organismus nach außen hin abzuschließen. Sie schirmt Reize, Mikroben oder Sonnenstrahlung ab, schützt vor Austrocknung und gleicht Temperaturschwankungen zwischen dem inneren Organismus und der Außenwelt aus. Drei Schichten stehen miteinander im Gleichgewicht, die Oberhaut, die Lederhaut und die Unterhaut. In der Unterhaut finden aktive Stoffwechselprozesse statt, die dem Aufbau der Haut dienen. In der Oberhaut wirken abbauende Kräfte, die Haut stirbt hier ab und bildet Hornzellen, die den Organismus nach außen hin schützen. In der Lederhaut findet der Übergang von auf- und abbauenden Prozessen statt, hier befinden sich Drüsen, Blut- und Lymphgefäße. Das Haut-Gleichgewicht wird über die übergeordnete ICH-Organisation gesteuert.

Zu Warzen kann es kommen, wenn die ICH-Organisation in der Haut in ihrer ordnenden Funktion geschwächt ist. Das Grenzflächenorgan Haut ist dann gegenüber seiner Umwelt zu offen, Viren können eindringen und lassen das Hautgleichgewicht instabil werden. Aufbauende Stoffwechselprozesse sind geschwächt und können den einwirkenden Formkräften nicht standhalten, Verhornungen entstehen.

Immungeschwächte Personengruppen, zu denen auch Kinder und alte Menschen gehören können, sind besonders häufig von Warzenbildungen betroffen. Hier ist eine generelle Immunstärkung über Wärmeprozesse sinnvoll.

Auch zu kühle und zu feuchte Hautbereiche, besonders an Händen und Füßen, deuten auf eine geschwächte ICH-Organisation hin. Die Gliedmaßen sind besonders anfällig für das Eindringen der Viren.

## Arzneimittelempfehlungen

### Innere Therapie (oral)

| Mittel | Anwendung Erwachsene/Tag | Wirkung |
|---|---|---|
| Antimonit D6 Trit. (Weleda) | 3 × 1 Msp. | Bei Dornwarzen an den Fußsohlen: Regulierung der Formkräfte der Haut |
| Thuja e summitatibus D6 Globuli velati (Wala) | 3 × 10 Glob. | Bei gewöhnlichen Warzen: Stärkung der Grenzfunktion der Haut |
| Fluorit D12 Trit. (Weleda) | 2 × 1 Msp. v. d. E. | Begrenzend bei sich explosionsartig ausbreitenden Dellwarzen |
| Meteoreisen Globuli velati (Wala) | 1–3 × 10 Glob., vorbeugend: 1 × 10 Glob. | Basismittel für das Immunsystem; reguliert den Wärmeorganismus, kräftigt die Gesamtkonstitution, stärkt die Abwehrkräfte |

### Äußere Therapie/Sonstige

| Mittel | Anwendung Erwachsene/Tag | Wirkung |
|---|---|---|
| Keratolytika (flüssig oder Pflaster) | Vorbehandlung: Dornwarze über 2 Tage keratolytisch behandeln. Anschließend weiß gefärbte, obere Hornschicht der Warze mit Bimsstein entfernen. | Auflösen der Hornhaut, nach Keratolyse mit Salbenbehandlung (siehe unten) beginnen |

Indikationen

| Mittel | Anwendung Erwachsene/Tag | Wirkung |
|---|---|---|
| Polygonatum 5 % Salbe (Weleda) im Wechsel mit Bismutum-Stibium Creme (Weleda) | Abwechselnd nachts als Pflasterverband auftragen und einwirken lassen | Weiterbehandlung von Dornwarzen nach Keratolyse.<br>Die Auflösung der Warze wird durch Polygonatum angeregt, das Hautgewebe wird durch Bismutum-Stibium restrukturiert |
| Thuja occidentalis Urtinktur | Mehrmals tgl. unverdünnt auftupfen und trocknen lassen | Vitalisierung und Neubildung des gesunden Hautgewebes, dadurch Rückbildung des Warzenbereiches bei Dellwarzen (ohne Vorbehandlung durch Keratolytika) |

## Apothekenpraxis

### Therapieansatz

- Stärkung des Immunsystems über Anregung der ICH-Organisation (ordnende Kräfte).
- Lokale Stärkung der Formkräfte durch Tinkturen oder Salben.
- Regulierung des Entzündungsgeschehens.
- Behandlung der Warzen von innen (Globuli) und von außen (Salben oder Tinkturen).

### Fragen an den Kunden

- Um welchen Warzentyp handelt es sich?
- Liegt momentan eine Schwächung des Immunsystems vor?
- Fühlen sich die betroffenen Bereiche der Haut kalt an?
  - Sind Hände und Füße gut durchwärmt?
- Wie ist die Qualität der Kleidung und Schuhe z. B. warm, atmungsaktiv?

**Anthroposophische Therapieergänzung sinnvoll bei:**

- Keratolytischen Arzneimitteln zum Auftragen.
- Kryotherapie (Vereisung).
- Warzenpflastern.

**Zusatzhinweise**

- Betroffene Hautareale möglichst warm und trocken halten. Bei Dornwarzen sind warme und trockene Füße wichtig (Hausschuhe!).
- Ansteckungsquellen (gemeinsames Baden oder öffentliche Schwimmbäder) meiden.
- Kratzen, Reiben oder Drücken der Warzen meiden, ggf. mit Mullbinde abdecken.
- Atmungsaktive Socken und Schuhe (wenig Synthetikanteil).
- Vollwertige Ernährung für einen gesunden Stoffwechsel (unterstützt die Wärmebildung im Körper).
- Bäder mit Rosmarin.

## Grenzen der Selbstmedikation

- Warzen, die durch ihre Lage Schmerzen verursachen oder die Bewegung beeinflussen.
- Sich stark ausbreitende Dellwarzen.

## Wechseljahresbeschwerden

**Verwandte Indikationen:** Regelschmerzen, Scheidenpilz/Scheidenentzündung, Venenschwäche, Schlafstörungen, Nervosität/Unruhe, Erschöpfung/Rekonvaleszenz.

### Symptome

- Hitzewallungen, Schweißausbrüche.
- Zyklusunregelmäßigkeiten, unterschiedlich starke Blutungen.
- Reizbarkeit, Konzentrationsschwäche.
- Stimmungsschwankungen, Depressionen.
- Schlafstörungen, Nervosität.
- Scheidenentzündungen, Trockenheit der Schleimhäute.
- Trockene Haut.
- Gewichtszunahme.
- Harninkontinenz, häufige Blasenentzündungen.
- Und vieles mehr.

### Ganzheitliche Zusammenhänge

Der weibliche Zyklus wird durch fein aufeinander abgestimmte, rhythmische Prozesse zwischen Hypothalamus, Hypophyse und den Hormonen der Eierstöcke ermöglicht. In der reproduktiven Lebensphase ermöglichen die aufbauenden Lebenskräfte der Lebensorganisation das Heranwachsen neuen Lebens. Kommt es nicht zur Befruchtung, wird die für die Einnistung vorbereitete Gebärmutterschleimhaut durch die abbauenden und gestaltenden Kräfte der Empfindungsorganisation abgetragen und dann mit der Menstruation ausgeschieden.

Die Wechseljahre der Frau beschreiben den Übergang aus der reproduktiven Phase in die Phase der Postmenopause, die das Ende des Menstruationszyklus und damit der Fruchtbarkeit darstellt. Stofflich messbar ist der Rückgang des Hormons Östrogen, welches in den Eierstöcken gebildet wird und u. a. den weiblichen Zyklus begleitet. Durch die Veränderungen im Hormongeschehen können verschiedenste und individuell unterschiedlich ausgeprägte Wechseljahresbeschwerden auftreten.

Die Anthroposophische Medizin sieht die Wechseljahre als einen Übergang in eine neue Lebensphase. In der reproduktiven Phase sind die Kräfte der Frau an die Fähigkeit gebunden, neues Leben zu ermöglichen. Die nun mit dem Ende der Fruchtbarkeit freiwerdenden Kräfte vagabundieren noch eine Zeit lang ziellos im Körper umher und können die typischen Beschwerden verursachen. Sie kündigen aber auch eine neue Lebensphase an: Während in der reproduktiven Phase die körperlich-seelische Entwicklung im Vordergrund stand, kann sich nun eine individuelle Entwicklung auf geistigem Gebiet frei und unabhängig von Fruchtbarkeitszyklen entfalten. Gelingt es, die freiwerdenden Kräfte in diese Verwandlungsprozesse zu integrieren, findet der Organismus bald ein neues Gleichgewicht und die Beschwerden bessern sich.

## Arzneimittelempfehlungen

### Innere Therapie (oral)

| Mittel | Anwendung Erwachsene/Tag | Wirkung |
|---|---|---|
| Sambucus comp. Globuli velati (Wala) | Akut: 2-stündl. 10 Glob., 1–3 × 10 Glob. (Basistherapie) | Regulierung der Schweißsekretion bei Hitzewallungen |
| Ovaria comp. Globuli velati (Wala) | Akut: 1–5 × 5–10 Glob., Basistherapie: 2 × 10 Glob. wöchentl. | Stärkung und Anregung der ovariellen Funktionen („sanfter Übergang") |
| Cimicifuga comp. Dil. (Weleda) | 1–3 × 20 Tr. (2–3 Monate) | Harmonisierung körperlicher Beschwerden wie Kreislaufstörungen und Hitzewallungen |
| Aurum/Apis regina comp. Globuli velati (Wala) | 1–3 × 10 Glob. | Bei starker Erschöpfung, Stimmungslabilität und Konzentrationsschwäche |

| Mittel | Anwendung Erwachsene/Tag | Wirkung |
|---|---|---|
| Sepia comp. Dil. (Weleda) | 3 × 15 Tr. (2–3 Monate) | Regulierend bei seelischen Begleiterscheinungen wie Stimmungsschwankungen und allgemeine Labilität |
| Melissa/Sepia comp. Globuli velati (Wala) | 1–3 × 10 Glob. | Ausgleichend bei Hitzewallungen, Reizbarkeit, Erschöpfung, Schwindel, Verstimmungen |
| Senecio comp. Globuli velati (Wala) | 1–3 × 10 Glob. | Stärkend im Urogenitalbereich bei Bindegewebsschwäche, Senkungsbeschwerden, Harninkontinenz oder Reizblase |

## Äußere Therapie/Sonstige

| Mittel | Anwendung Erwachsene/Tag | Wirkung |
|---|---|---|
| Majorana Vaginalgel (Wala) | Akut: 7 Tage 1 × ⅓ der Applikatorfüllung in die Scheide einführen, Rezidivprophylaxe: 3 × wöchentl. | Bei Scheideninfektionen und Ausfluss, regt die Durchblutung an, stärkt die Schleimhaut, reguliert die Scheidenflora, wirkt antibakteriell und juckreizstillend |
| Rosmarinus/ Prunus comp. Gelatum (Wala) | 1–2 × auf die äußere Genitalschleimhaut auftragen | Regt die Regeneration und Aufbaukräfte einer trockenen Scheidenschleimhaut (äußerlich) an |
| Aurum/ Lavandula comp. Creme (Weleda) | 1–2 × in der Herzgegend einmassieren, Herz-Auflage mit Salbe (▸Teil 4, Herz-Auflage mit Salbe) | Beruhigend, ausgleichend, rhythmisierend, stabilisierend |

| Mittel | Anwendung Erwachsene/Tag | Wirkung |
|---|---|---|
| Solum Öl (Wala) | Abends den Oberkörper einreiben (auf die leicht feuchte Haut) | Wirkt schmerzlindernd, stärkend und durchwärmend auf den Organismus bei Wetterfühligkeit und Beschwerden des Bewegungsapparats, erhöht die Belastbarkeit gegenüber Außenreizen (Reizüberflutung), vermittelt Hülle und Schutz auf seelischer Ebene, bringt starr gewordene Lebensprozesse in Bewegung (Gelenke, Bindehaut, Muskulatur), hilft bei mangelnder Abschirmung gegenüber der Außenwelt (Wetterfühligkeit) |



## Apothekenpraxis

### Therapieansatz

- Regulierung der veränderten rhythmischen Prozesse auf körperlicher und seelischer Ebene.
- Stärkung der seelischen Hülle und Belastbarkeit.
- Anregung und Stärkung der sich veränderten Schleimhaut im Genitalbereich.

### Fragen an den Kunden

- Wie äußern sich ihre Beschwerden auf körperlicher Ebene?
- Wie äußern sich die Beschwerden auf seelischer Ebene?
- Treten vaginale Beschwerden auf?
  - Kommt es zu Entzündungen oder Pilzinfektionen?
  - Ist die Vaginalschleimhaut trocken?
- Welche weiteren Symptome sind Ihnen im Zusammenhang mit den Wechseljahren aufgefallen?

**Anthroposophische Therapieergänzung sinnvoll bei:**

- Antimykotika.
- Hormonpräparaten.
- Arzneimitteln gegen Scheidentrockenheit.
- Inkontinenzartikeln.
- Phytotherapeutischen Arzneimitteln.

**Zusatzhinweise**

- Gesunde, ausgewogene Ernährung.
- Rhythmischer Tagesablauf stabilisiert die Rhythmusumstellung des Organismus.
- Ausreichend Bewegung, besonders am Tageslicht.
- Sich Zeit nehmen für sich selbst.
- Lebensberatung: Unterstützung des Wandlungsprozesses z. B. durch Gespräche, Literatur, künstlerische Therapien usw.

## Grenzen der Selbstmedikation

- Sehr starke Blutungen (Hypermenorrhö), Dauerblutungen.
- Starke Depressionen.
- Verdacht auf Wucherungen, Myome.

## Wunden (Schürf- und Schnittwunden)

**Verwandte Indikationen:** Narben, Prellung/Verstauchung, Zerrung, stumpfe Verletzung.

### Symptome

- Blutungen.
- Schmerzen.
- Schwellungen.

### Ganzheitliche Zusammenhänge

Die Haut schließt den Organismus nach außen hin ab. Sie schützt vor äußeren Einflüssen, bewahrt die Feuchtigkeit und gleicht Temperaturschwankungen zwischen dem inneren Organismus und der Außenwelt aus. Im gesunden Zustand hält sie das Gleichgewicht zwischen den von innen nach außen strebenden Aufbau- und Stoffkräften und den von außen nach innen wirkenden Abbau- bzw. Formkräften.

Eine Verletzung, z. B. eine Schnitt- oder Schürfwunde, entsteht durch ein Übermaß an äußeren Einflüssen, das Hautgleichgewicht wird zerstört. Der Organismus reagiert zum Ausgleich mit einer Aktivierung der Aufbaukräfte und leitet die Phasen der Wundheilung ein. Die Reinigungsphase ist durch eine erhöhte Stoffwechselaktivität charakterisiert, Auflösungsprozesse ermöglichen die Selbstreinigung der Wunde. In der sich anschließenden Granulationsphase reguliert das rhythmische System (Kapillarsystem) in der Haut die Auf- und Abbauprozesse zur Entstehung erster neuer Epidermiszellen. Verdichtungs- und Grenzbildungsprozesse schließen die Wundheilung mit der Reepithelisierung ab, regulierende Formkräfte stabilisieren die Hautoberfläche bis zur vollständigen Abheilung.

## Arzneimittelempfehlungen

### Innere Therapie (oral)

| Mittel | Anwendung Erwachsene/Tag | Wirkung |
|---|---|---|
| Arnica e planta tota D6 Globuli velati (Wala) | Akut: stündl. 5 Glob., 3 × 10 Glob. (Weiterbehandlung) | Unterstützung der Geweberegeneration |

### Äußere Therapie/Sonstige

| Mittel | Anwendung Erwachsene/Tag | Wirkung |
|---|---|---|
| Calendula-Essenz (Wala oder Weleda) | Wundverband und Spülung: verdünnen laut Packungsbeilage | Entzündungshemmend, antimikrobiell, granulationsfördernd,<br>Reinigung, Erstversorgung und Behandlung von nässenden und abgetrockneten Wunden, verzögerte Wundheilung und Neigung zu Vereiterung |
| Calendula Wundsalbe (Weleda)<br>Calcea Wund- und Heilcreme (Wala) | Mehrmals tgl. auftragen | Entzündungshemmend, antimikrobiell, granulationsfördernd,<br>nach der Erstversorgung, mit beginnender Schorfbildung |

## Apothekenpraxis

### Therapieansatz

- Selbstreinigung der Wunde anregen.
- Entzündungen regulieren.
- Granulationsphase der Wunde anregen.
- Gesunde Narbenbildung.

### Fragen an den Kunden

- Nässt die Wunde oder ist sie schon trocken?
  - Feuchte Umschläge mit verdünnter Calendula-Essenz regen die Wundreinigung an.
  - Bei trocknenden Wunden kann eine Wundsalbe dünn vom Wundrand aufgetragen werden.
- Handelt es sich um eine Operationswunde?

### Anthroposophische Therapieergänzung sinnvoll bei:

- Sterilen Wundverbänden.
- Panthenolsalbe.
- Wunddesinfektion.

### Zusatzhinweise

- Zum Reinigen und Verbinden fusselfreies Material verwenden (Verbandmull, Mullkompressen).
- Schürfwunden nach der Reinigung an der Luft trocknen lassen, bis die Schorfbildung einsetzt.
- Nach der Erstversorgung die Wunde trocken und steril abdecken.
- Keine Salben auf frische Wunden geben.
- Beim Verbinden von Schnitt- und Platzwunden darauf achten, dass die Wundränder möglichst dicht beieinander liegen.
- Bei starken Blutungen Druckverband anlegen, z. B. mithilfe einer kompakten, nicht ausgerollten Mullbinde.

## Grenzen der Selbstmedikation

- Begleitend auftretendes Fieber oder deutliches Krankheitsgefühl, sich flächenhaft ausbreitende Hautrötungen und Schwellungen → Achtung: Wundrose bzw. Erysipel.
- Achtung bei Bisswunden: starke Infektionsgefahr durch den Speichel des Tieres.
- Große oder auch tiefe Wunden sollten vom Arzt gereinigt, genäht bzw. geklammert werden.

## Zahnfleischentzündung

**Verwandte Indikationen:** Aphten, Infektanfälligkeit, Stress, Verdauungsbeschwerden, Lippenherpes.

### Symptome

- Schmerzen im Zahnfleischbereich.
- Entzündliche Veränderungen der Mundschleimhaut, Blutungsneigung.
- Rötung und Schwellung des Zahnfleisches.
- Mundgeruch.

### Ganzheitliche Zusammenhänge

Die Mundschleimhaut kleidet die Mundhöhle aus. Sie besitzt viele speichel- und schleimbildende Drüsen und ist somit stark stoffwechselaktiv. Bei einer Infektion der Mundschleimhaut spielt das Milieu eine entscheidende Rolle. Hier liegt eine gesunde Vielfalt verschiedenster Mikroorganismen vor, die eine undurchdringliche Grenze für Fremderreger bilden. Das Milieu der Mundschleimhaut reagiert empfindlich auf Stress, geschwächte Immunkräfte oder auch mangelnde Mundhygiene, die Grenze kann durchlässig werden für äußere Einflüsse.

Auch nicht ausreichende oder falsche Zahnpflege kann zu Entzündungen des Zahnfleisches führen, da sich im Zahnfleischrandbereich Essensreste ablagern. Die Entzündung ist als Reaktion des Organismus zu verstehen, bei der die Speisereste aufgelöst werden sollen.

Durch entsprechende Zahnhygiene und ggf. professionelle Zahnreinigung kann die Selbstregulation unterstützt werden. Somit werden Entzündungsprozesse vermieden. Genetische Veranlagungen, der Säure-Basen-Haushalt oder die Speichelbeschaffenheit können das Krankheitsbild der Parodontitis begünstigen.

## Arzneimittelempfehlungen

### Innere Therapie (oral)

| Mittel | Anwendung Erwachsene/Tag | Wirkung |
|---|---|---|
| Apis/Belladonna cum Mercurio Globuli velati (Wala) | Akut: 1–2-stündl. 10 Glob., anschließend 3 × 10 Glob. | Reguliert akute und chronisch entzündliche Prozesse an der Mundschleimhaut |
| Meteoreisen Globuli velati (Wala) | 1 × 10 Glob. über 2–3 Monate | Stärkt das Immunsystem bei stressassoziierten Mundschleimhautbeschwerden |

### Äußere Therapie/Sonstige

| Mittel | Anwendung Erwachsene/Tag | Wirkung |
|---|---|---|
| Calendula-Essenz (Wala/Weleda) | Verdünnt laut Packungsbeilage als Spülung – mehrmals tgl. n. d. E., unverdünnt auf einzelne Stellen auftragen (mit Wattestäbchen) | Entzündungshemmend, wundheilungsfördernd |
| Ratanhia comp. Lösung (Weleda), Weleda Ratanhia Mundwasser Konzentrat | Mehrmals tgl. 15 Tr. auf ein halbes Glas Wasser geben und den Mund spülen, Anwendung auch unverdünnt möglich als Intensivbehandlung einzelner Stellen | Adstringierend, entzündungshemmend und abgrenzungsfördernd |

| Mittel | Anwendung Erwachsene/Tag | Wirkung |
|---|---|---|
| Mundbalsam flüssig (Wala)<br>Mundbalsam Gel (Wala) | Mehrmals tgl. auf die betroffenen Stellen auftragen | Lindert Entzündungsprozesse,<br>hilft bei pulsierenden Schmerzen,<br>wirkt einem entzündlichen Abbau des Zahnfleisches entgegen |



## Apothekenpraxis

### Therapieansatz

- Adstringierende sowie entzündungshemmende Behandlung der Schleimhaut von außen.
- Regulierung der entzündlichen Prozesse von innen.
- Stärkung der Schleimhautstabilität über das Immunsystem.

### Fragen an den Kunden

- Wie gestaltet sich Ihre tägliche Mundhygiene (Zahnseide, Munddusche etc.)?
- Liegen andere Erkrankungen vor, z. B. Mundfäule?
- Wird onkologisch behandelt?
- Wird stark geraucht?

### Anthroposophische Therapieergänzung sinnvoll bei:

- Antiseptika.
- Lokalanästhetika.
- Antiphlogistika.
- Salbeitee, Salbeitinktur.

**Zusatzhinweise**

- Reizung der Schleimhaut durch Nahrungsmittel (z. B. Säure) meiden.
- Nach dem Essen Wasser trinken bzw. den Mund spülen (Kamillen- oder Salbeitee).
- Sole-Zahncreme verwenden zur Stärkung der Schleimhaut, z. B. Weleda.
- Regelmäßige professionelle Zahnreinigung.
- Mundspülungen mit verdünnter Calendula-Essenz sind sehr gut geeignet bei Beschwerden, die im Rahmen einer Chemotherapie auftreten.

## Grenzen der Selbstmedikation

- Patienten, deren Immunsystem supprimiert ist.
- Immer wiederkehrende Affektionen.
- Stark eitrige Entzündungen oder Geschwüre.
- Starke Entzündungsprozesse können zu Herzerkrankungen führen.
- Bei therapieresistenter Zahnfleischentzündung Zuckerkrankheit ausschließen bzw. besser einstellen

# Teil 3
# Arzneimittelportraits

## Idee der Komposition

Eine **Komposition** im Sinne der anthroposophischen Pharmazie besteht aus mehreren Ausgangsstoffen oder Zubereitungen, aus denen eine neue Einheit (die Komposition) entsteht. Bei einer klassischen **Kombination** ist eine additive Wirkungen der einzelnen Bestandteile gewünscht. Eine **Komposition** hingegen kann Ausgangstoffe ohne erkennbaren Bezug zum Krankheitsgeschehen beinhalten. Die Selbstregulation des menschlichen Organismus wird durch die Komposition in ihrer Fähigkeit gestärkt, das gesunde Gleichgewicht wieder herzustellen. Dies geschieht nach dem Wirkprinzip des „Vorbildes für die gesunde Funktion".

Eine **Komposition** folgt in ihrer Zusammensetzung einer Idee bzw. einem Konzept. Zusätzlich spielen besondere pharmazeutische Prozesse eine Rolle, bei denen die Ausgangssubstanzen gemeinsame Prozesse durchlaufen oder dem angestrebten Vorbild angenähert werden.

## Aconit Schmerzöl Ölige Einreibung (Wala)

### Zusammensetzung

- Aconitum napellus e tubere Dil. D9.
- D-Campher 0,1 g.
- Lavendulae aetheroleum 0,1 g.
- Quarz Dil. D9.

**Komposition**

Aconit Schmerzöl ist eine Komposition, die die Durchwärmung bei ausgekühlten, vorwiegend neuralgischen Nervenprozessen anregt.
Aconit gibt ein Vorbild für die gesunde Funktion eines überreizten Nerven-Sinnes-Systems, Lavendel und Kampfer durchwärmen und entspannen, Quarz vermittelt zwischen den Entzündungsprozessen und der Auskühlung.

### Erläuterung

Der zu den Hahnenfußgewächsen gehörende **blaue Eisenhut** wächst auf feuchten Gebirgswiesen. Er gehört zu den giftigsten einheimischen Pflanzen überhaupt. Er verdankt seinen Namen den tiefblauen, stark geformten helmartigen Blüten. Den giftigsten Teil der Pflanze stellt die bemerkenswerte Wurzelknolle des Aconitums (A. napellus e tubere) dar. Die fleischige, rübenartig verdickte Wurzel zeigt eine starke Lebendigkeit, die für einjährige Pflanzen ungewöhnlich ist. Noch bevor die Pflanze oberirdisch voll entwickelt ist, haben sich die Tochterknollen gebildet, aus denen sich im nächsten Jahr neue Pflanzen bilden. Die Wurzel einer Pflanze hat in der Anthroposophischen Medizin einen Bezug zum Nerven-Sinnes-Pol des Menschen. Hier überwiegen Formkräfte, Kühle und Ruhe. Der Eisenhut beherrscht diese übersteigerte Vitalität in den Wurzeln. Er ist somit ein Vorbild für die Selbstregulation im menschlichen Organismus, die bei übersteigerten Nerven-Sinnes-Prozessen, welche sich zum Beispiel in Form von Neuralgien äußern, benötigt wird.

Der **Lavendel** ist eine Mittelmeerpflanze, die die Sonnenwärme in Form vielfältiger ätherischen Öle speichert. Zusätzlich zeigt der Lavendel durch seine Signatur, wie entspannt er die Blüten an langen Stielen über dem vegetativen Kraut schweben lassen kann. Blüten entsprechen dem seelischen Teil einer Pflanze. Die schwebenden Blüten sind ein Vorbild für ein Loslassen, ein Ausatmen einer zu stark verhakten seelischen Ebene. Auf der körperlichen Ebene im menschlichen Organismus sorgt er für eine gute Durchwärmung und Entspannung.

Das ätherische **Kampferöl** wird aus dem Holz (!) des Kampferbaumes gewonnen. Bei der Destillation entsteht ein kristalliner Stoff, der sehr viel Wärmeenergie binden kann. Im ersten Moment scheint Kampfer deswegen zu kühlen. Genau diese Kühlung fordert den Organismus über die ICH Organisation heraus, Eigenwärme zu bilden. Durch Verspannungen wird die Durchblutung des betroffenen Gewebes vermindert, kühlt aus und erlahmt. Wärmeprozesse dynamisieren und führen wieder zur Beweglichkeit der Muskeln.

Der **Quarz** bzw. Bergkristall wird auch als „Auge des Berges" bezeichnet, was den Bezug zu den Wahrnehmungsprozessen nahe legt. Er ist insbesondere im Bindegewebe aktiv. Er vermittelt zwischen übermäßiger Stoffwechselwärme, die bei Entzündungsprozessen entsteht und Prozessen der Auskühlung.

## Zugelassene Anwendungsgebiete

Gemäß der anthroposophischen Menschen- und Naturerkenntnis: Anregung des Wärmeorganismus und Integration von Stoffwechselprozessen bei schmerzhaften entzündlichen Erkrankungen, die vom Nerven-Sinnes-System ausgehen, Nervenschmerzen (Neuralgien), Nervenentzündungen (Neuritiden), Gürtelrose (Herpes zoster), rheumatische Gelenkerkrankungen.

## Apis/Belladonna cum Mercurio Globuli velati (Wala)

### Zusammensetzung

- Apis mellifica ex animale toto Gl Dil. D4.
- Atropa belladonna e fructibus Dil. D3.
- Mercurius solubilis Hahnemanni Dil. D14.

**Komposition**

Bei Entzündungen im menschlichen Körper ist der Wärmeorganismus gestört. Heilungsprozesse gehen im Vorfeld oft mit übermäßiger Wärmebildung in den entzündeten Organen einher.
Die Komposition gibt ein Vorbild für die Wiederherstellung der gesunden Wärmedurchdringung und dem stabilen Gleichgewicht zwischen Auflösung und Formprozessen.

### Erläuterung

**Honigbienen** sind wärmebildende Wesen: Obwohl sie einzeln „kalte Insekten" sind, entsteht in der Gemeinschaft eine konstante Stocktemperatur, die bis an die 37 °C heranreichen kann.
Auch das Licht ist ihr Element: Sie verwandeln Sonnenlicht zu Substanzen, wie man an der goldenen Farbe des Honigs erkennen kann. Lichtkräfte vermitteln Gestalt und Form, die Bienen zeigen das durch den Bau ihrer exakt geformten sechseckigen Waben. So ist die Honigbiene ein Vorbild für den richtigen Umgang mit Wärme- und Formkräften. Bei Entzündungsprozessen im menschlichen Organismus fehlen genau diese Eigenschaften: das Gewebe ist schwammig, ohne Struktur und unausgeglichen durchwärmt.
Bewegung und Auflösung sind Wesenszüge, die man der **Tollkirsche** zuordnen kann. Kräftig, strauchartig, bis 1,5 m hoch wächst sie im Sommer, im Winter scheint sie sich aufzulösen: alle oberirdischen Teile vergehen vollständig. Ihre Blüten wachsen knospig, zuerst mit dem Blick nach unten. Beim Erblühen richten sich deutlich auf. Auch das Synonym

„Wutbeere" gibt einen Hinweis auf ihre Beweglichkeit und auf die Wirkung ihrer Giftstoffe. In dieser Komposition bringt die Tollkirsche die durch die Entzündung entstandenen Abbauprodukte in Bewegung.

**Quecksilber** ist das einzige auf der Erde flüssig vorkommende Metall. Es hat eine ganz besonders harmonische Beziehung zu den Wärmeprozessen: seine Fähigkeit zur gleichförmigen Ausdehnung macht man sich bei Temperaturmessungen zu nutze. Mühelos verbindet es sich mit anderen Edelmetallen, sogar mit Gold, zu festen Amalgamen. Es kann Geformtes wieder in Fluss bringen und Gelöstes wieder in Form. Diese Fähigkeit macht es zum Metall der Schleimhäute. Nach innen wirkt es gestaltend, nach außen absondernd und lösend und wird deshalb besonders bei eitrigen Prozessen eingesetzt.

## Zugelassene Anwendungsgebiete

Gemäß der anthroposophischen Menschen- und Naturerkenntnis: Harmonisierung der Empfindungs- und Lebensorganisation bei örtlich umschriebenen – auch eitrigen, abszedierenden – Entzündungen, z. B. Mandelentzündung (Tonsillitis), aphthöse Mundschleimhautentzündung (Stomatitis aphthosa), Eiterausschlag (Pyodermie), Furunkulose.

## Arnica e planta tota D6 Globuli velati (Wala) und Arnika-Salbe 30 % (Weleda)

### Zusammensetzung

- Arnica montana e planta tota ferm. Dil. D6 (Wala).
- Ethanol. Auszug aus Arnica montana, Planta tota rec. (Weleda).

**Komposition**

Die Arnika kann als Komposition natürlichen Ursprungs angesehen werden. Nicht der einzelne Pflanzeninhaltstoff ist entscheidend für die Wirkung. Das gesamte Wesen der Pflanze beschreibt die Einseitigkeiten, in die uns Krankheitsprozesse führen und gibt der Selbstregulation ein Vorbild für den Weg zurück ins gesunde Gleichgewicht.

Die Arnika ist ein Vorbild für den Umgang mit ordnenden und strukturierenden Prozessen.

### Erläuterung

Die Arnika, auch „Fallkraut" genannt, wächst in Gebirgen und Hochgebirgen Europas. Eine ungehinderte Lichteinwirkung von oben und ein kieselhaltiger Boden sind Grundvoraussetzungen für ihren Standort. Das erdoberflächennahe Rhizomen ist durch ein unterirdisches Labyrinth fest im Boden verankert. Im Mai erscheint eine dicht am Boden liegende Blattrosette aus 4–6 wechselständigen Blättern. Aus der Mitte wächst ein bis zu 60 cm langer Stängel, an dessen Ende sich um Johanni (Ende Juni) leuchtende, gelborange Blüten bilden. Die ganze Pflanze verströmt einen honigartigen Geruch. Typischerweise bilden Asteraceen perfekt geformte Blüten aus. Die Arnika ist anders: Ihre Blüten wirken alle leicht zerzaust, als sei gerade der Wind durch sie hindurchgefegt. Auch ihr Pappus wirkt ungeordnet. Der Blütenkopf scheint übermächtig. Es befindet sich viel Raum zwischen der bodennahen Rosette und der Blüte, eine stabile Mitte fehlt. Der filigrane Stängel zeichnet sich durch eine außerordentliche Zähigkeit und Festigkeit aus und gibt den Blüten sicheren Halt.

Die Arnika trägt starke Lichtkräfte in sich, die sie über Blüte und Wurzel aufnimmt. Diese sind gebunden an den Kieselprozess, der ihr u. a. zu dem sicheren, aufrechten Stand verhilft. Sie nutzt die ordnenden, strukturierenden Kräfte, die die Korbblütler in sich tragen, nicht für sich, sondern scheint diese abgeben zu können. Um die Heilung von zerstörtem Gewebe zu unterstützen, werden diese Licht- und Formkräfte zur Unterstützung der geschwächten ICH-Organisation benötigt. Arnika wirkt abschwellend, durchblutungsfördernd, formgebend, harmonisierend und auch schmerzstillend.
Es werden folgende Pflanzenteile in der anthroposophischen Medizin eingesetzt: Wurzel, ganze Pflanze, blühendes Kraut, Blüten.

## Zugelassene Anwendungsgebiete

Gemäß der anthroposophischen Menschen- und Naturerkenntnis.

**Innerlich:** Anregung und Harmonisierung der Stoffwechsel- und Formprozesse bei Gewebs- und Organschädigungen, besonders nach Schädigungen durch äußere, mechanische Einwirkung und Mangeldurchblutung (mechanischen und ischämischen Insulten), z. B. bei Einschränkungen der willkürlichen Beweglichkeit, Muskelkater, Zerrungen, Quetschungen; Nachbehandlung nach Herzinfarkt, Nachbehandlung nach Schlaganfall (Apoplexie), Gehirnerschütterung; Spätfolgen psychischer Schockerlebnisse.

**Äußerlich:** Anregung und Harmonisierung der Stoffwechsel- und Formprozesse bei Gewebs- und Organschädigungen, besonders nach mechanischen Einwirkungen und bei Störungen der Blutversorgung; stumpfe Verletzungen aller Art wie Zerrungen, Quetschungen, Prellungen, Blutergüsse.

## Aurum/Apis regina comp. Globuli velati (Wala)

### Zusammensetzung

- Acidum phosphoricum D4.
- Apis regina tota Gl D5.
- Aurum chloratum D6.
- Avena sativa D2.
- Hypericum perforatum ex herba D2.
- Strychnos ignatii e semine D4.

#### Komposition

In der Komposition Aurum/Apis regina comp. unterstützen Vorbilder aus dem Mineral-, Pflanzen- und Tierreich den Organismus, durchdringende Wärme- und strukturierende Lichtkräfte wieder besser einzugliedern.

Die ICH-Organisation wird gestärkt. Gleichzeitig werden die Seelenkräfte, die den Menschen in seiner Mitte halten, angesprochen. Dadurch können sich auch seelisch bedingten Organstörungen bessern.

### Erläuterung

**Gold** ist das Metall der Sonne, des Herzens und der Mitte. Es zeigt durch seinen warmen, sonnigen Glanz eine Verwandtschaft zum Kosmos und durch sein hohes spezifisches Gewicht eine starke Verbundenheit zur Erde. Dehnbar und geschmeidig ist es wie kein anderes Metall. Es trägt stärkste Möglichkeiten des Verdichtens aber auch der Ausdehnung in sich (Blattgold) und beweist so, dass es ein wirkliches Metall der Mitte ist. Die Kräfte der Verdichtung und der Ausdehnung sind auch im Herzen zu finden. Gold wirkt harmonisierend auf das Herz, bringt Blutdruck, Kreislauf und Herzrhythmus ins Gleichgewicht. Ist der Goldprozess im Menschen gestört, ist der Mensch nicht mehr „in seiner Mitte“.

Bienen sind Wesen der Luft, des Lichtes und der Wärme, die **Bienenkönigin** der stabile Mittelpunkt eines Volkes. Sie steht für unerschöpfliche

regenerative Aufbauprozesse, da sie pro Jahr ca. 120 000 Eier zu legen vermag. In Lebensphasen, bei denen die Aufbaukräfte des menschlichen Körpers geschwächt sind, Licht und Wärme zu fehlen scheinen, gibt sie ein Vorbild für die gesundenden Kräfte.
Auch der **Phosphor** hat einen starken Lichtbezug, wie man schon am Namen (griech. der Lichttragende) erkennen kann. Im menschlichen Organismus tritt Phosphor da auf, wo Licht – und Wärmekräfte wirksam sind. Er wird auch als „Träger der ICH-Organisation" bezeichnet, da er eine ordnende, formende und ausgleichende Wirkung hat.
**Hafer** wächst gerne auf feuchten, schweren Böden, bildet aber lockere, luftige Blütenstände. So zeigt er, wie er sich aus dem Wässrigen heraus mit dem Luftig-Warmen verbinden kann.
**Johanniskraut** ist eine Pflanze, die Licht und Wärme vermitteln kann, selbst die Blätter sind durchluftet und durchlichtet (hypericum **perforatum**).
Schließlich gibt die **Ignatiusbohne**, eine tropische Kletterpflanze, sinnbildlich Unterstützung auf der Suche nach Halt.

## Zugelassene Anwendungsgebiete

Gemäß der anthroposophischen Menschen- und Naturerkenntnis: Harmonisierung des Wesensgliedergefüges bei seelisch bedingten, funktionellen Organstörungen, die sich in Kopfschmerzen, Magenbeschwerden, Schwindelgefühlen, Kreuzschmerzen u. ä. äußern können (Neurasthenie, vegetative Dystonie), nervöse Erschöpfungszustände, Stimmungsschwankungen in den Wechseljahren (klimakterische Stimmungslabilität), depressive Verstimmung, Konzentrations- und Gedächtnisschwäche.

## Aurum/Lavandula comp. Creme (Weleda)

### Zusammensetzung

- Aurum metallicum praeparatum Dil. D4.
- Lavandula aetheroleum.
- Rosae damascenae et centifoliae aetheroleum.
- in Cremegrundlage.

**Komposition**

Die Komposition zeigt Vorbilder aus dem Metall- und Pflanzenreich, die das Rhythmische System stabilisieren und harmonisieren. Herz-Kreislauf-Störungen, Ängste und Druckgefühle im Brustbereich werden ausgeglichen.

Die Wirkung erfolgt über das Nerven-Sinnes-System der Haut, die hier als Sinnesorgan angesehen wird. Wie bei allen äußeren Anwendungen besteht hier ein Bezug zur ICH-Organisation. Die Komposition wirkt unmittelbar in labilen Situationen.

### Erläuterung

**Gold** ist das Metall der Sonne, des Herzens und der Mitte. Es zeigt durch seinen warmen, sonnigen Glanz eine Verwandtschaft zum Kosmos und durch sein hohes spezifisches Gewicht eine starke Verbundenheit zur Erde. Es ist dehnbar und geschmeidig wie kein anderes Metall, zeigt stärkste Kräfte des Zusammenhaltens und der Ausdehnung und beweist so, dass es ein wirkliches Metall der Mitte ist. Die Kräfte des Zusammenhaltens und der Ausdehnung sind auch im Herzen zu finden. Gold wirkt harmonisierend auf das Rhythmische System. Ist der Goldprozess im Menschen gestört, ist der Mensch nicht mehr „in seiner Mitte“. Als „metallicum praeparatum“ wird das Gold hier besonderen Herstellungsprozessen unterworfen. So entsteht ein neues, frisches Gold mit einer gesteigerten Heilwirkung.

Der **Lavendel** gehört zur Familie der Lippenblütler. Er ist als Mittelmeerpflanze in besonderer Weise befähigt, Wärmequalitäten zu speichern. Pflanzen dieser Wärmenatur wandeln die Sonnenwärme stofflich in Öle um. Diese Öle, die je nach Pflanzenfamilie fett oder ätherisch sein können, werden therapeutisch eingesetzt, um den Organismus wieder mit den Wärmekräften zu verbinden. Neben seiner durchwärmenden Wirkung hat der Lavendel die Fähigkeit, ein Vorbild im Umgang mit Seelenkräften zu geben, die zu stark in die Lebensprozesse eingetaucht sind und so zu Verkrampfungen und Spannungen führen: Die Blütenstände, die das Seelische repräsentieren, haben lange Stängel und scheinen entspannt und ausgeatmet über dem Pflanzenkörper zu schweben. Eine deutliche Trennung seelischer und körperlicher Prozesse wird hier gezeigt.
Viele Rosengewächse, wie hier die Damaszener Rose, zeigen durch ihren Wuchs eine vollendete Ausgeglichenheit zwischen den Kräften der Erde und des Kosmos. Der Duft der **Rose** unterstützt den Prozess der Harmonisierung und spricht die Seele an.

## Zugelassene Anwendungsgebiete

Gemäß der anthroposophischen Menschen- und Naturerkenntnis. Dazu gehören: Vegetative Herz-Kreislauf-Störungen, Herzklopfen und Herzangst.

## Calcium Quercus Globuli velati (Wala)

### Zusammensetzung

- Quercus robur/petraea e cortice cum.
- Calcio carbonico Lsg. = D6.

#### Komposition

Calcium Quercus Globuli sind eine Komposition aus gekochter und geglühter Eichenrinde. Die Gerbstoff- und Kalkprozesse werden zuerst einzeln herausgearbeitet und dann gemeinsam potenziert. Dieser pharmazeutische Prozess bewirkt ein umfassendes Eingreifen auf überschießende Eiweißprozesse, wie sie zum Beispiel bei allergischen Reaktionen oder anderen Abgrenzungsstörungen des Organismus vorkommen.

### Erläuterung

Die **Eiche** ist ein langsam aber beständig wachsender Baum aus der Familie der Buchengewächse. Charakteristisch ist ihre knorrige Erscheinung mit dem massiv-wuchtigen Stamm. Eichenbäume können ein hohes Alter erreichen und sind somit lange vital. Doch ihre starke, von innen heraus kommende Lebenskraft scheint wie von außen gebremst: Die Blätter schaffen es nicht, eine ovale Form einzunehmen – sie sind eiförmig eingebuchtet. Die Borke ist nicht glatt wie bei anderen Buchengewächsen, sie ist rautenförmig geschuppt. Selbst die Früchte sind von einem Fruchtbecher umschlossen und scheinen sich nicht frei entfalten zu können. Überschießende Lebenskräfte werden streng in Form gehalten und verfestigt.

In der Stoffbildung setzt sich diese Geste fort: die Eichenrinde hat einen hohen Kalk- und Gerbstoffgehalt. Gerbstoffe und Kalk wirken gestaltend, adstringierend und verdichtend auf zu stark quellende Eiweißprozesse.

### Zugelassene Anwendungsgebiete

Gemäß der anthroposophischen Menschen- und Naturerkenntnis: Anregung der ICH-Organisation bei dystop eingreifender Empfindungsorganisation mit Störungen des Aufbaustoffwechsels, z. B. Allergien, Ekzeme, Hautentzündungen (Dermatitiden), übermäßige Regelblutungen (Menorrhagien).

## Calendula-Essenz (Wala/Weleda)

### Zusammensetzung

- Calendula officinalis e floribus LA 20 % (Wala) (Blüte).
- Calendula officinalis Urt. 4 g (in 10 g) (Weleda) (blühendes Kraut).

#### Komposition

Die Calendula kann als Komposition natürlichen Ursprungs angesehen werden. Nicht der einzelne Inhaltstoff ist entscheidend für die Wirkung. Das gesamte Wesen der Pflanze beschreibt die Einseitigkeiten, in die uns Krankheitsprozesse führen und gibt der Selbstregulation ein Vorbild für den Weg zurück ins gesunde Gleichgewicht.

Die Ringelblume gibt ein Vorbild im Umgang mit überschießenden, wuchernden, zur Auflösung oder zum Absterben neigenden Tendenzen. Sie spricht die regenerierenden Kräfte des Organismus, z. B. die Neubildung des Granulationsgewebes, an. Ordnende, formende, sonnenhafte Licht- und Wärmekräfte unterstützen schlecht heilendes, entzündetes oder eiterndes Gewebe.

### Erläuterung

Die Ringelblume gehört zur Familie der Korbblütler. Sie ist eine einjährige Pflanze mit filzig behaarten Blättern und charakteristischen leuchtend gelb-orangen Blüten. Der Volksmund bezeichnet sie auch als „Wucherblume“, was ein erster Hinweis auf ihre Vitalität ist.

Schon die Samen der Ringelblume wirken ungewöhnlich lebendig, sie sind typisch sichelartig, nach innen geringelt und ähneln kleinen Würmchen. Die Samen keimen sehr leicht und bilden rasch viele, kräftige, sattgrüne Blätter. Diese fühlen sich leicht klebrig an und verströmen den für die Ringelblume typischen, dumpf-harzigen Geruch. Noch während des vitalen Wachstums der Blätter bilden sich die Blütenknospen im Verborgenen der Blattachseln. Bald schon bringen sonnenhafte, wunderbar geometrisch geformte Korbblüten von perfektem und gleichmäßigem Aussehen das chaotisch wuchernde Kraut zu einem geordneten Abschluss. Beobachtet man ihre Wachstumsprozesse, so lassen sich Parallelen zu den Stadien der Wundheilung erkennen.

## Zugelassene Anwendungsgebiete

Gemäß der anthroposophischen Menschen- und Naturerkenntnis: Behandlung von Wunden und oberflächennahen Entzündungen, auch bei verzögerter Wundheilung und Neigung zur Vereiterung; Spülungen von Wundhöhlen und entzündeten Schleimhäuten (Weleda). Zur Vereiterung tendierende Entzündungen von Haut und darunterliegenden Geweben; sekundäre Wundheilung. Lokale Behandlung von Wunden und oberflächennahen Entzündungen. Spülung von Wundhöhlen und entzündeten Schleimhäuten (Wala).

## Cuprum metallicum praeparatum 0,4 % Salbe (Weleda) und Kupfer Salbe rot (Wala)

### Zusammensetzung

- Cuprum metallicum praeparatum 0,4 % (Weleda).
- Bzw. Cuprum oxydulatum rubrum 0,04 g (Wala).

### Erläuterung

Kupfer mit seiner rotbraunen Farbe erscheint als freundliches, warmes Metall. Es ist relativ weich, leicht formbar und zeichnet sich durch eine sehr gute Wärmeleitfähigkeit aus. Gediegen kommt es in der Natur selten vor, zu finden ist es meist in Form von farbigen Erzen.

Der menschliche Organismus enthält ca. 0,2–0,3 g Kupfer, das hauptsächlich in der Leber gespeichert ist. Kupferhaltige Enzyme beeinflussen den gesamten Stoffwechsel des Menschen.

Die wichtigsten Kupfererze sind Schwefelverbindungen, sie sind meist in tieferliegenden Erdschichten anzutreffen. Die Kupferwirkung im Menschen entfaltet sich vor allem in der Tiefe des Stoffwechsels.

Als Arzneimittel wird Kupfer eingesetzt, um die vitalen, strukturierenden Aufbauprozesse des Eiweißstoffwechsels zu unterstützen. Kupfer wirkt aktiv anregend auf die Wärmeorganisation, im Lymph- und Venensystem wirkt es organisierend.

Kupfersalbe wird als äußere Anwendung vorwiegend in der Nierengegend aufgetragen. Sie regt die ICH-Organisation an, lenkend bei Ausscheidungen und Abbauprozessen einzugreifen.

Auf den Leberbereich aufgebracht unterstützt Kupfer die aufbauenden Stoffwechselprozesse. Unter den Füßen angewendet durchzieht Kupfersalbe den gesamten Organismus mit Wärmeprozessen. Krampfartigen Beschwerden des Magen-Darm-Trakts begegnet man mit Baucheinreibungen.

## Zugelassene Anwendungsgebiete

Gemäß der anthroposophischen Menschen- und Naturerkenntnis: Harmonisierung von Integrationsstörungen des Wärmeorganismus im Kreislauf- und Stoffwechsel-Bewegungs-System, z. B. bei peripheren und venös hypostatischen Durchblutungsstörungen, Stauungen, besonders in den Beinen nach langem Stehen oder Sitzen, Verkrampfungen aller Art, krampfartigen Beschwerden des Magen-Darm-Trakts, Nierenfunktionsstörungen, degenerative Nierenerkrankungen.

## Gentiana Magen Globuli velati (Wala)

### Zusammensetzung

- Artemisia absinthium ex herba Ø.
- Gentiana lutea e radice Ø.
- Strychnos nux-vomica e semine Dil. D4.
- Taraxacum officinale e planta tota Ø.

#### Komposition

Bitterstoffe regen das Zusammenspiel von Lebensorganisation und Empfindungsorganisation an. Sie bringen die Lebensorganisation in Bewegung und stärken durch das tiefere Eingreifen der abbauenden Empfindungsorganisation den Rhythmus an Auf- und Abbaukräften. So kann sich beispielsweise bei einer Verdauungsschwäche ein gesunder Wechsel zwischen Sekretion und Motilität wiedereinstellen. Darüber hinaus finden Bitterstoffe aufgrund ihrer den Tonus anregenden Wirkung ihren Einsatz als Konstitutionsmittel oder als Adjuvants z. B. bei Allergien, Mykosen, Stress, Depressionen, Rheuma.

### Erläuterung

Der **gelbe Enzian** ist eine ausdauernde, langsam wachsende, krautige Pflanze. Aus einer kräftigen Hauptwurzel, die bis zu 1 m lang und 7 kg schwer werden kann, bildet sich im Frühjahr eine Blattrosette, aus der eine bis zu 1,7 m hohe Pflanze entsteht. Kräftige ovale Blätter mit deutlichen Blattnerven umgeben den aufrechten, hohlen Stängel. Die sattgelben Blüten sitzen, gut eingehüllt von den Blättern, etagenweise und streng rhythmisch um 90° Grad versetzt im oberen Bereich um den Stängel herum. Der Enzian strotzt vor Lebenskraft und hebt sich deutlich von der in seiner alpinen Heimat typischen Pflanzenwelt ab. Polar dazu zeigt er etwas Verhaltenes: Die nach 10 Jahren zum ersten Mal erscheinenden eng anliegenden Blüten bleiben geschützt in den Blattachseln, der luftige, hohle Stängel scheint eine besondere, nach innen gerichtete Kraft auszuüben. Dieses Einsaugen der Luftsphäre führt in der fleischigen Wurzel zur Bildung besonderer Inhaltstoffe: Gelber Enzian gehört zu den bittersten einheimischen Heilpflanzen.

Auch das zu den Korbblütlern gehörende **Wermutkraut** ist stark bitter. Untypisch für einen Korbblütler sind seine Blüten. Sie erscheinen als unscheinbare, zurückhaltende kleine Köpfchen und vereinen sich zu verzweigten Blütenrispen. Auch hier erkennt man eine nach innen gerichtete, „einsaugende" Geste, die letztlich zur Bitterstoffbildung im Kraut führt.

Ganz anders präsentiert sich der ebenfalls zu den Korbblütlern gehörende, leicht bittere **Löwenzahn**. Vital, je nach Standort ungemein wandelbar und anpassungsfähig gilt er als Leber- und Gallepflanze. Diese beiden Organe sind ebenso wandlungsfreudig, hier in Bezug auf Stoffwechselprozesse.

Die **Brechnuss**, ein immergrüner Baum aus den Tropen, bildet hochgiftige Alkaloide, die in geringer Dosierung den Muskeltonus anregen und gegen Übelkeit wirken.

## Zugelassene Anwendungsgebiete

Gemäß der anthroposophischen Menschen- und Naturerkenntnis: Harmonisierung von Motilität und Sekretion bei Verdauungsstörungen im Magen-Darm-Trakt, z. B. Verdauungsschwäche, Übelkeit, Erbrechen, Blähungen.

# Hamamelis comp. Salbe (Weleda)

## Zusammensetzung

- Hamamelis virginiana, Summitates Urt.
- Stibium metallicum praeparatum Trit. D1.

### Komposition

Die Komposition enthält Ausgangsstoffe aus dem Pflanzen- und dem Metallreich. Sie unterstützt die gestaltenden und ordnenden Kräfte des Organismus auf verschiedenen Ebenen.
Da wo formende Kräfte des Organismus zu schwach geworden sind (z. B. Entzündungen, Hämorrhoiden), sich zu viele Auflösungs- und zu wenig Gestaltungskräfte befinden, kommt die Komposition zu ihrem Einsatz. Regenerationsprozesse, besonders bei nässenden Ekzemen und entzündeten Haut/Schleimhautbereichen werden angeregt.

## Erläuterung

Die **Zaubernuss** ist ein verhalten wachsender Strauch mit harten, formstabilen Blättern. Im zeitigen Frühjahr bildet sie gelbe Blüten mit fransigen, strahlig verlaufenden Blütenblättern. Es scheint, als sauge sie formende Lichtkräfte in sich auf. Zum Teil setzt sie dieses Licht im Herbst wieder frei und offenbart dies durch eine feurige Blattfärbung. Die starke Form- und Lichtkraft setzt sich bis in die Stoffbildung fort: Sie enthält adstringierende Gerbstoffe, die auf entzündetes Gewebe, welches „aus der Form" geraten ist, gestaltend einwirken.
Auch das Metall **Antimon** trägt stark formende Kräfte in sich. In Verbindung mit Schwefel zum Antimonit ist dies besonders gut zu beobachten: Das Mineral hat eine auffällige, spießige, igelförmige Gestalt. Eine Besonderheit des Metalls ist seine Dichteanomalie, die sonst nur bei Wasser zu finden ist: Während andere Metalle beim Abkühlen immer dichter werden, dehnt Antimon sich im Übergang von flüssig nach fest aus: es scheint die sich in den Umkreis auflösenden Kräfte nachzuzeichnen.

### Zugelassene Anwendungsgebiete

Gemäß der anthroposophischen Menschen- und Naturerkenntnis. Dazu gehören: Deformierende chronisch-entzündliche Veränderungen der Haut, insbesondere an der Haut-Schleimhaut-Grenze, z. B. Ekzeme, Ulzerationen, Rhagaden, Hämorrhoiden.

## Hepatodoron® Tabletten (Weleda)

### Zusammensetzung

- Fragaria vesca, Folium sicc. 40 mg.
- Vitis vinifera, Folium sicc. 40 mg.

#### Komposition

Die Komposition besteht aus den zueinander polaren Pflanzen Walderdbeere und Weinrebe. Verbunden werden die polaren Komponenten durch den pharmazeutischen Prozess, in diesem Falle einem Dörrprozess mit anschließender Durchtreibung. Die in den Pflanzen enthaltenen Kohlenhydrat- und Eiweißprozesse geben ein Vorbild besonders für die nächtliche Aufbaufunktion der Leber.
Hepatodoron wird als Basismittel für organische und funktionelle Lebererkrankungen eingesetzt. Weitere Einsatzgebiete ergeben sich bei Erschöpfung, Schlafstörungen aufgrund einer geschwächten Leber, Allergien, Ekzeme, trockene Haut und auch begleitend bei Chemotherapien oder Vergiftungen.

### Erläuterung

Die „Dorone" der Weleda sind anthroposophische Arzneimittel, die in besonderer Weise nach salutogenetischen Gesichtspunkten **Vorbilder für gesunde Funktionen** sind. Sie geben dem Körper die Möglichkeit, ein Zuviel oder ein Zuwenig auszugleichen, die gesunde Mitte wieder zu finden. Der Organismus kann sich daran orientieren und durch Selbstregulation wieder ins Gleichgewicht kommen. Hierzu werden bei den Doronen u. a. polare Komponenten, die mit dem Krankheitsgeschehen z. T. nur entfernt in Verbindung stehen, verarbeitet. Einzeln betrachtet haben diese Ausgangsstoffe unter Umständen wenig pharmakologische Wirkung. Die eigentliche Wirkung beruht auf dem Zusammenspiel der Polaritäten der Ausgangsstoffe und dem sie verbindenden pharmazeutischen Prozess. Dadurch werden sie dem Krankheitsgeschehen so angenähert, dass der Organismus daraus Kräfte zur Gesundung erlangen kann.

Hepatodoron wird aus den gedörrten Blättern der **Walderdbeere** und der **Weinrebe** hergestellt.

Wein und Walderdbeeren sind polare Pflanzen. Während der im Stamm verholzte Wein das Licht und die Sonne sucht, vertikal nach oben und ebenso in die Tiefe wächst, sucht die krautige, flach verwurzelte Walderdbeere das Schattige, Feuchte. Sie wächst horizontal am Boden. Die saftigen Früchte des Weines umschließen den Samen, sie sind stark kohlenhydrathaltig. Die trocken holzigen Scheinfrüchte der Walderdbeere tragen ihre Samen, die eigentlich Nüsschen sind, in der Peripherie. Sie birgt einen bemerkenswerten Eiweißprozess in sich, der manchmal zu Erdbeerallergien führt. Die Polaritäten der Pflanzen und der besondere Umgang der einzelnen Pflanzen mit Eiweiß- und Kohlenhydratprozessen machen diese zu Bestandteilen des Dorons, welches umfangreiche Auf- und Abbauprozesse in der Leber unterstützt.

## Zugelassene Anwendungsgebiete

Gemäß der anthroposophischen Menschen- und Naturerkenntnis. Dazu gehören: Anregung der Lebertätigkeit, als Basistherapie bei Lebererkrankungen, auch bei chronisch-entzündlichen und degenerativen Formen, auch mit Verstopfung und Ekzemen.

## Infludoron® Streukügelchen (Weleda)

### Zusammensetzung

- Aconitum napellus D1.
- Bryonia D1.
- Eucalyptus Urtinktur.
- Eupatorium perfoliatum D1.
- Ferrum phosphoricum D6.
- Sabadilla D1.

**Komposition**

Die hier vorliegende Komposition ist eine Komposition im therapeutischen Sinne. Die Zusammenstellung der Ausgangssubstanzen erfolgt nach einem Konzept.

Die Selbstregulation des erkrankten Organismus wird in den verschiedenen Phasen des grippalen Infektes gut begleitet. Hier geben die pflanzlichen Bestandteile jeweils Vorbilder. Sie unterstützen den Flüssigkeitsorganismus, um überschießende Stoffwechselprozesse im Bereich der Sinnesorgane einzudämmen. Phosphor und Eisen stärken zusätzlich die ICH-Organisation (und damit das Immunsystem) des erkälteten Patienten durch Anregung der Licht- und Wärmeprozesse.

### Erläuterung

Die **Dorone** der Weleda sind anthroposophische Arzneimittel, die in besonderer Weise nach salutogenetischen Gesichtspunkten Vorbilder für gesunde Funktionen sind. Sie geben dem Körper die Möglichkeit, ein Zuviel oder ein Zuwenig auszugleichen, die gesunde Mitte wieder zu finden. Der Organismus kann sich daran orientieren und durch Selbstregulation wieder ins Gleichgewicht kommen.

Infludoron unterstützt den gesamten Verlauf einer Erkältung vorbildhaft. Eine Erkältung beginnt meist mit Frösteln und Gliederschmerzen. Die Sinnesorgane nehmen sich selbst unangenehm wahr, Nerven können schmerzen, das Fieber beginnt. Der **Eisenhut** ist eine Pflanze mit einem überbetonten Wurzelleben: Die Wurzelrübe bildet in der Wachstumsphase der Mutterpflanze vermehrt Seitensprosse, die ihrerseits zur Rübe anschwellen. Da die Wurzel einer Pflanze einen Bezug zum Nerven-Sinnes-System hat, wird der Aconitum bei übersteigerten Tätigkeiten des NSS in der Erkältungsphase eingesetzt.

Im weiteren Verlauf gerät der Flüssigkeitsorganismus aus der Kontrolle, die Schleimhäute schwellen an, der Schnupfen beginnt. Bryonia, die **Zaunrübe**, ist eine zarte Kletterpflanze mit einer riesigen rübenartigen Wurzel. Diese kann sehr viel Wasser binden und gibt dabei dem Wasser Struktur. Ebenso gibt sie den Schleimhäuten der Atemwege wieder Form, sie harmonisiert den Flüssigkeitshaushalt und bringt Hilfe bei unkontrollierter Schleimbildung.

**Eucalyptus** wirkt zum einen durchwärmend und entkrampfend durch die ätherischen Öle, die die Wärmebildung im Organismus anregen. Zum anderen dämmt er überschüssige Sekrete an Schleimhäuten und Lunge ein. Diese Eigenschaft des „Entsumpfens“ zeigt der Baum schon in seinem Wachstum: Die besonders tief greifenden Wurzeln sind dazu geeignet, Sümpfe trocken zu legen.

**Wasserdost** und **Sabadilla** (Läusekörner) beenden die Erkältungsstadien, indem sie schweißtreibend, schleimlösend und letztlich vermindernd auf den Fließschnupfen wirken.

Der Bestandteil Ferrum phosphoricum begleitet den gesamten Infekt:

**Phosphor**, was übersetzt „der Lichttragende“ bedeutet, bringt Licht- und Wärmekräfte in den erkälteten Körper. Als Energieträger ist er an zahlreichen Lebensprozessen beteiligt.

**Eisen** hat als „Metall der Atmung“ einen besonderen Bezug zum Sauerstoff. Hier mindert das Eisen zusätzlich die für empfindliche Menschen zu starke Wirkung des Phosphors und macht das Präparat gut verträglich.

## Zugelassene Anwendungsgebiete

Gemäß der anthroposophischen Menschen- und Naturerkenntnis. Dazu gehören: Grippale Infekte, fieberhafte Erkältungskrankheiten.

## Meteoreisen Globuli velati (Wala)

### Zusammensetzung

- Ferrum sidereum Dil. D11.
- Phosphorus Dil. D5.
- Quarz Dil. D11.

#### Komposition

Die Komposition stabilisiert den ganzen Menschen auf den Ebenen Körper – Seele – Geist. Hier werden besonders die ordnenden Kräfte der ICH-Organisation auf diesen Ebenen angesprochen.
Als Basismittel bei Erschöpfungszuständen und grippalen Infekten stärkt Meteoreisen den Gesamtorganismus. Möglich ist auch eine vorbeugende Einnahme zur Kräftigung der Konstitution.

### Erläuterung

Der Name „**Phosphor**“ stammt aus dem Griechischen und bedeutet in der Übersetzung „der Lichttragende“. Stellt man weißen Phosphor elementar dar, erhält man eine wachsweiche, lichtdurchlässige, wenig verdichtete Masse, die sich leicht selbst entzündet. Schon bei Raumtemperatur beginnt weißer Phosphor in gelbgrünem Licht zu leuchten. Phosphorverbindungen sind an zahlreichen Lebensprozessen beteiligt, z. B. an der Energieversorgung des Organismus durch die Reaktionen des ATP (Adenosintriphosphat). Im menschlichen Organismus tritt Phosphor überall da auf, wo das ICH wirksam ist, er ist ein „Träger des ICH“, wirkt ordnend, formend, durchdringend, durchwärmend.
**Meteoreisen**, auch „Sterneneisen“, stammt aus Eisenmeteoriten aus dem Kosmos. Eisen benötigt der Körper, um sich mit der Welt zu verbinden, zum Beispiel durch die Atmung. Sauerstoff wird hierbei an den Blutfarbstoff Hämoglobin gebunden, in dem Eisen das Zentralatom bildet. Ein gesunder Eisenprozess im Menschen ist die Voraussetzung für eine gefestigte Beziehung zum Erdenleben, zur Entwicklung von Zielstrebigkeit

und zur Ausbildung einer Persönlichkeit. Geschwächte Eisenprozesse führen zu Erschöpfung, Überforderung bis hin zur Depression. Meteoreisen kann in besonderer Weise den Eisenprozess stärken. Kosmische Qualitäten wie Licht- und Wärmekräfte verbinden sich mit dem festigenden Eisen und kräftigen den Organismus.

Die Kieselgesteine offenbaren eine Verwandtschaft zum Licht. Besonders der Bergkristall, den man als reinste Form der Kieselgesteine ansehen kann, zeigt dies durch sein klares, durchsichtiges, strahliges, formkräftiges Erscheinen. Er wird umgangssprachlich als „Auge des Berges" bzw. „Auge der Erde" beschrieben. Der **Quarz** vermittelt Wahrnehmungsfähigkeit über die Sinnesorgane. So kommt er gehäuft an der Peripherie des Menschen und der Tiere vor: Haut, Haare und Nägel sind besonders kieselhaltig, auch Fühler von Insekten. Im Pflanzenreich lassen sich höhere Kieselvorkommen in den Gräsern oder in den Schachtelhalmen beobachten. Zum Wahrnehmen bzw. zum Denken bedarf es Formkräfte. Gedanken sind idealerweise kristallklar und scharf gefasst. Dies zeigt den Bezug zum Nerven-Sinnes-System.

## Zugelassene Anwendungsgebiete

Gemäß der anthroposophischen Menschen- und Naturerkenntnis: Grippale Infekte, verzögerte Rekonvaleszenz, allgemeine Erschöpfung.

## Neurodoron® Tabletten (Weleda)

### Zusammensetzung

- Ferrum-Quarz Trit. D2.
- Aurum metallicum praeparatum Trit. D10.
- Kalium phosphoricum Trit. D6.

**Komposition**

Die Komposition balanciert die Funktionsbereiche Körper – Seele – Geist aus und stabilisiert das Wesensgliedergefüge durch Unterstützung der ICH-Organisation.

Durch aufwendige pharmazeutische Prozesse werden die gewünschten Vorbildfunktionen besonders herausgearbeitet und so die Wirksamkeit verstärkt.

Bei Stresserkrankungen ist die ICH-Organisation nicht mehr ausreichend in der Lage, ordnend auf die Lebens- und Seelenkräfte einzuwirken. Auf- und Abbaukräfte im Körper kommen aus dem Gleichgewicht, Erschöpfung stellt sich ein.

### Erläuterung

**Eisen** ist das mit Abstand häufigste Metall, das auf und im Inneren der Erde zu finden ist. Es kommt in der Erdkruste nicht in reiner Form vor, sondern bildet eine Vielzahl von Erzen, meist Oxide. Im menschlichen Organismus kommt Eisen in einer recht großen Menge von bis zu 5 g vor. Ein großer Teil dieses Eisens ist im Hämoglobin gebunden, welches das Blut befähigt, in der Lunge Sauerstoff aufzunehmen und Kohlensäure abzugeben. Im Gewebe wird Sauerstoff abgegeben und Kohlensäure wieder ins Blut aufgenommen. Es ist ein Austausch, ein Geben und Nehmen, ein rhythmischer Prozess. Der besondere Bezug zum Sauerstoff hat dem Eisen den Namen „Metall der Atmung" eingebracht. Eisen vermittelt so zwischen der Außenwelt und dem Innersten des Menschen, dem Blut. Der Mensch benutzt das Eisen, um sich mit der Welt zu verbinden. Ein gesunder Eisenprozess ist die Voraussetzung für eine gefestigte Beziehung zum Erdenleben, zur Entwicklung von Zielstrebigkeit und zur Ausbildung einer Persönlichkeit.

**Quarz** bzw. der Bergkristall wird auch „Auge des Berges" genannt. Er erscheint klar, kühl, durchsichtig, strukturiert und formkräftig. Das Wahrnehmen und das Denken bedürfen ebenfalls dieser Eigenschaften. Quarz gibt ein Vorbild für ein gesundes Nerven-Sinnes-System.

Durch die **Ferrum Quarz Ursubstanz**, die in einem aufwendigen pharmazeutischen Prozess hergestellt wird, werden die formenden, strukturierenden Kräfte des **Nerven-Sinnes-Systems** unterstützt und die dort überschießenden Stoffwechselkräfte beherrscht.

**Gold** ist das Metall der Sonne, des Herzens und der Mitte. Es zeigt durch seinen warmen, sonnigen Glanz eine Verwandtschaft zum Kosmos und durch sein hohes spezifisches Gewicht eine starke Verbundenheit zur Erde. Dehnbar und geschmeidig ist es wie kein anderes Metall. Es trägt stärkste Möglichkeiten des Verdichtens aber auch der Ausdehnung in sich (Blattgold) und beweist so, dass es ein wirkliches Metall der Mitte ist. Die Kräfte der Verdichtung und der Ausdehnung sind auch im Herzen zu finden. Gold wirkt harmonisierend auf das **Rhythmische System**. Ist der Goldprozess im Menschen gestört, ist der Mensch nicht mehr „in seiner Mitte".

Bei dem pharmazeutischen Prozess „metallicum praeparatum" wird Gold destilliert. Es wird erst flüssig, dann gasförmig. Nach der Abkühlung erscheint ein neu entstandenes, neu geordnetes Gold. Dieses Gold hat eine gesteigerte Heilwirkung.

Jede lebendige Substanz enthält neben Wasser auch **Kalium**, und zwar hauptsächlich intrazellulär.

Die Lebensorganisation ist mit dem wässrigen Element verbunden. Über das Kalium können die Lebenskräfte das Wässrige im lebendigen Organismus ergreifen. Nicht richtig belebtes Wasser im Körper, erlebbar z. B. als Ödem, kann durch Kaliumpräparate wieder verlebendigt werden. Die Lebensorganisation bekommt wieder Zugriff. Besonders kaliumreich und damit sehr vital sind die Leberzellen und auch die Zellen des Herzens.

**Phosphor**verbindungen sind an zahlreichen Lebensprozessen beteiligt, z. B. an der Energieversorgung des Organismus durch die Reaktionen des ATP (Adenosintriphosphat). Der „lichttragende" Phosphor tritt im menschlichen Organismus überall da auf, wo das ICH wirksam ist, Phosphor ist ein „Träger des ICH", wirkt ordnend, formend, durchdringend, durchwärmend und unterstützt so zusammen mit dem Kalium die Aufbauprozesse des **Stoffwechsel-Gliedmaßen-Systems**.

## Zugelassene Anwendungsgebiete

Gemäß der anthroposophischen Menschen- und Naturerkenntnis. Dazu gehören: Harmonisierung und Stabilisierung des Wesensgliedergefüges bei nervöser Erschöpfung und Stoffwechselschwäche, z. B. Nervosität, Angst und Unruhezustände, depressive Verstimmung, niedriger Blutdruck, Rekonvaleszenz, Kopfschmerzen.

# Teil 4
# Äußere Anwendungen und Wickel

## Äußere Anwendungen und Wickel

Äußere Anwendungen und Wickel haben in der Anthroposophischen Medizin einen zentralen Platz und gewinnen in der Öffentlichkeit zunehmend an Bedeutung. In der Apotheke sind sie eine wertvolle Ergänzung und runden eine ganzheitliche Beratung ab.
Äußere Anwendungen und Wickel sind Vermittler von Heilprozessen über die Haut. Sie stabilisieren die Wärmehülle, verhindern eine Schwächung des Organismus und stärken die Selbstregulation. Sie können anregend oder beruhigend wirken und bringen so körpereigene Prozesse wieder ins Gleichgewicht. Die Besonderheit der äußeren Anwendungen und Wickel liegt in der Wirkung auf den Gesamtorganismus, obwohl nur an einer kleinen Stelle des Körpers die Anwendung erfolgt. Die verwendeten Substanzen und entsprechenden Temperaturen wirken zuerst lokal, um dann ihre Wirkung im Ganzen zu entfalten.
In der Regel, wenn nicht anders angegeben, sollte ein Wickel eine halbe Stunde dauern und es folgt eine Nachruhe von einer halben Stunde. Diese ist unbedingt einzuhalten damit sich ein neues Ineinandergreifen der Körperprozesse einstellen kann.

## Halswickel mit Zitrone

### Indikation und Wirkung

**Indikation**

- Halsschmerzen mit Schmerzen und Schwellung.
- Beginnende Halsentzündung mit gereiztem Hals.

**Wirkung**

- Linderung der Schmerzen und Schluckbeschwerden.
- Abschwellend.
- Entzündungshemmend.

### Material

- Flache Schüssel mit heißem Wasser.
- Halbe Zitrone in Bioqualität.
- Innentuch aus Leinen oder Baumwolle – doppelt oder dreifach gefaltet, als Substanztuch. Der Hals sollte mit Aussparung der Halswirbel bedeckt sein.
- Wringtuch: trockenes Tuch zum Auswringen des heißen Wickels.
- Außentuch, z. B. ein Wollschal.

### Durchführung

- Die halbe Zitrone mit der Schnittfläche nach unten in eine Schüssel mit heißem Wasser legen.
- Von oben mit einer Tasse ausdrücken, Zitronensaft und ätherisches Öl aus der Schale gelangen so in das Wasser.
- Die Zitronenhälfte entfernen und das zusammengerollte Innentuch (Größe an den Hals angepasst) in das Zitronenwasser legen.
- Innentuch vollsaugen lassen.
- Mithilfe des Wringtuchs auswringen.
- So warm und trocken wie möglich um den Hals legen (Halswirbel sind nicht bedeckt).
- Sofort mit dem Wollschal umwickeln.

### Dauer

- Etwa 30 Minuten im Bett ruhen.
- Der Halswickel darf kalt werden. Dann den Wickel entfernen.

### Nachruhe

- 30 Minuten nachruhen und den Hals dabei warm halten

**CAVE** Unverträglichkeit gegen Zitrone, Hautverletzungen, Nässende oder entzündliche Hauterkrankungen.

## Brustwickel mit Öl

### Indikation und Wirkung

**Indikation**

- Husten und Bronchitis.
- Hustenreiz.
- Schmerzen im Rippenbereich durch häufiges Husten.
- Krampfhusten.

**Wirkung**

- Mild wärmend.
- Entspannend.

### Material

- Vorgewärmtes Baumwolltuch (Größe des Brustkorbes).
- Gefrierbeutel.
- 1–2 Wärmflaschen.
- Öl (z. B. Lavendelöl 10 % oder öligen Bronchialbalsam).
- Außentuch aus Baumwolle oder enges T-Shirt.
- Wollschal.

### Durchführung

- Das vorgewärmte Tuch gut mit Öl beträufeln.
- In den Gefrierbeutel legen und zwischen zwei Wärmflaschen etwa auf Körpertemperatur erwärmen (10 Minuten).
- Aus dem Gefrierbeutel herausnehmen und zügig auf den Brustraum auflegen.
- Mit dem Außentuch oder T-Shirt fixieren und den Wollschal um den Körper wickeln und fixieren.
- Patienten zudecken und ruhen lassen.

## Dauer

- Bis zu 12 Stunden (über Nacht).
- Alternativ: bis der Hustenreiz nachlässt.

## Nachruhe

- Bei der Anwendung tagsüber ist eine Nachruhe von 30 Minuten wichtig.

- **CAVE Bei Säuglingen und Kleinkindern auf die Konzentration der ätherischen Öle achten.**

## Zwiebelauflage für das Ohr

### Indikation und Wirkung

**Indikation**

- Ohrenschmerzen (Otitis media).

**Wirkung**

- Entzündungshemmend.
- Abschwellend.
- Schmerzlindernd.

### Material

- Küchenzwiebel.
- Küchenbrett und scharfes Messer.
- Ein dünnes Tuch (evtl. Stofftaschentuch) und Klebestreifen oder ein Schlauchverband.
- Wärmflasche.
- Gefrierbeutel.
- Watte oder Heilwolle.
- Stirnband oder dünne Mütze.

### Durchführung

- Die Zwiebel fein schneiden und auf das Tuch, bzw. in den Schlauchverband geben.
- Das Päckchen auf Ohrgröße zusammenfalten und mit einem Klebestreifen verschließen.
- In den Gefrierbeutel legen und zwischen zwei Wärmflaschen etwa auf Körpertemperatur erwärmen (10 Minuten).
- Anschließend auf das Ohr legen (von der Schläfe bis zum Knochen hinter dem Ohr).
- Mit Heilwolle oder Watte abdecken und die Mütze oder das Stirnband zum Fixieren darüber ziehen.

### Dauer

- Die Auflage kann mehrere Stunden oder über Nacht liegen bleiben.
- Anschließend die Zwiebel entsorgen (Geruch!) und die Haut warm abwaschen.

### Nachruhe

- Bei der Anwendung tagsüber ist eine Nachruhe von 15–30 Minuten zu beachten.

■ **CAVE** Antipathie oder Unverträglichkeit gegen Zwiebelgeruch. Hautverletzungen und nässende oder entzündliche Hauterkrankungen im Bereich der Auflage.

# Ansteigendes Fußbad

## Indikation und Wirkung

**Indikation**

- Erkältungserkrankungen.
- Kopfschmerzen.
- Stress.

**Wirkung**

- Durchwärmend.
- Ableitend.
- Entlastend.

## Material

- Eimer oder eine Fußbadewanne – beide Füße müssen darin Platz haben.
- Thermometer.
- Frottierhandtuch.
- Decke oder Badetuch, um die Oberschenkel und Hüften warm zu halten.
- Gießkanne mit heißem Wasser (etwa 50 °C) oder Duschbrause.
- Evtl. Weleda Rosmarin Aktivierungsbad oder Weleda Edeltannen Erholungsbad bereithalten.

## Durchführung

- Eimer mit angenehm warmem Wasser (33 °C) befüllen.
- Der Patient sitzt bequem auf einem Stuhl. Sein Oberkörper ist warm bekleidet und die Knie mit einem Handtuch bedeckt.
- Es ist auch möglich, den Eimer in die Badewanne zu stellen und auf dem Wannenrand zu sitzen.
- Beide Füße in den Eimer stellen. Ideal wäre eine Wasserfüllung bis zur Wade.

- Langsam im Laufe von 15 Minuten immer wieder heißes Wasser vorsichtig dazugeben.
- Die Wassertemperatur langsam ansteigen lassen, aber immer im Wohlfühlbereich bleiben (max. 40–41 °C). Die Kontrolle mit dem Thermometer ist wichtig!

## Dauer

- Die Füße 10–15 Minuten im warmen Wasser lassen.
- Danach abtrocknen und warme Socken anziehen.

## Nachruhe

- 15–30 Minuten im Bett liegend nachruhen.

**CAVE Bei Diabetikern besonders gut die Temperatur kontrollieren; Verbrühungsgefahr.**

## Fußbad mit Senfmehl

### Indikation und Wirkung

**Indikation**

- Erkältungserkrankungen.
- Blasenentzündung.
- Sinusitis.
- Kopfschmerzen, Migräne.

**Wirkung**

- Durchwärmend.
- Entlastend auf den gestauten Kopfbereich über Anregung des Stoffwechsels an der Haut der Füße.
- Ableitend.

### Material

- Eimer oder eine Fußbadewanne – beide Füße müssen darin Platz haben.
- Thermometer.
- Frottierhandtuch.
- Decke oder Badetuch, um die Oberschenkel und Hüften warm zu halten.
- 4 EL Senfmehlpulver (Sinapis nigra pulv.).

### Durchführung

- Eimer mit angenehm warmem Wasser (38 °C) befüllen.
- 4 EL Senfmehl in das Wasser leminikatenförmig (liegende Acht) einrühren
- Der Patient sitzt bequem auf einem Stuhl. Sein Oberkörper ist warm bekleidet und die Knie mit einem Handtuch bedeckt.
- Es ist auch möglich, den Eimer in die Badewanne zu stellen und auf dem Wannenrand zu sitzen.

- Beide Füße in den Eimer stellen. Ideal wäre eine Wasserfüllung bis zur Wade.
- Die Füße für maximal 20 Minuten im Senfbad baden. Die Senfglykoside reizen die Haut und verursachen ein Brennen. Die Haut rötet sich, was ein positives Zeichen ist.
- Die Füße aus dem Bad herausnehmen und das Senfmehl abspülen (in der Badewanne oder mit einem Krug klarem, lauwarmem Wasser).
- Die Zehenzwischenräume müssen frei von Senfmehl sein.
- Füße abtrocknen, leicht einölen und warme Socken anziehen. Nachruhen.

## Dauer

- Maximal 20 Minuten, individuell entscheiden in Abhängigkeit von der Brennstärke an den Füßen.

## Nachruhe

- 10–20 Minuten im Bett liegend nachruhen.

**CAVE Verbrennungsgefahr(!): Empfindliche Haut, Neurodermitis, Diabetiker, Sensibilitätsstörungen der Haut.**

## Herz-Auflage mit Salbe

### Indikation und Wirkung

**Indikation**

- Unruhe.
- Stress.
- Schlafprobleme.
- Herzbeschwerden wie Rhythmusstörungen oder Herzenge.

**Wirkung**

- Beruhigend.
- Ausgleichend.
- Rhythmisierend.
- Stabilisierend.

### Material

- Baumwolltuch, Kompresse (ca. 20 × 20 cm).
- Messer oder Spatel.
- Aurum/Lavandula comp. Creme.
- Gefrierbeutel.
- Pflasterstreifen zum Befestigen.

### Durchführung

- Die Kompresse bzw. das Baumwolltuch mit der Creme bestreichen (z. B. mit einem Holzspatel).
- Zusammenfalten und in einen Gefrierbeitel legen.
- Vorsichtig auf einer Wärmflasche anwärmen.
- Aus dem Gefrierbeutel nehmen, auseinanderfalten und mit der Salbenfläche direkt auf die Herzgegend auflegen und fixieren (Unterwäsche oder Klebestreifen).
- Die so angefertigte Herz-Auflage kann mehrfach verwendet werden. Aufbewahrung im Kühlschrank im Gefrierbeutel möglich.

## Dauer

- Die Herz-Auflage kann über Nacht liegen bleiben.

## Nachruhe

- Über Nacht.

# Öl-Auflage

## Indikation und Wirkung

**Indikation**

- Blasenentzündung.
- Verspannungen.
- Muskelschmerzen.

**Wirkung**

- Wärmend.
- Entspannend.
- Schmerzlindernd.

## Material

- Baumwolltuch, Kompresse (ca. 20 × 20 cm) als Innentuch.
- Zwischentuch aus Baumwolle oder kleines Handtuch.
- Außentuch aus Wolle.
- Zwei Wärmflaschen.
- Gefrierbeutel.
- Öl (z. B. Aconit Schmerzöl bei Muskelschmerzen oder Eucalyptusöl 10 % bei Blasenentzündung).

## Durchführung

- Das Baumwolltuch bzw. die Kompresse mit Öl beträufeln.
- In den Gefrierbeutel legen und zwischen zwei Wärmflaschen etwa auf Körpertemperatur erwärmen (10 Minuten).
- Aus dem Gefrierbeutel herausnehmen und auf die zu behandelnde Stelle auflegen (z. B. Nacken bei Verspannungen oder Blasenregion bei Blasenentzündung).
- Mit dem Zwischentuch bedecken und darüber das Wolltuch befestigen.
- Hinlegen, zudecken und in Ruhe wirken lassen.
- Die Wärmeflaschen legt man währenddessen an die Füße.

## Dauer

- Bei Blasenentzündung bleibt die Auflage bis zu mehreren Stunden liegen.
- Bei Verspannungen und Schmerzen kann die Auflage über Nacht liegen bleiben.

## Nachruhe

- 10–20 Minuten

## Bauchwickel mit Oxalis-Essenz

### Indikation und Wirkung

**Indikation**

- Verdauungsbeschwerden.
- Bauchkrämpfe.
- Nach Schock.
- Wenn sich seelische Anspannungen auf die Magen-/Darmfunktion auswirken.

**Wirkung**

- Entkrampfend.
- Beruhigend.
- Anregung gestauter Prozesse.

### Material

- Schüssel.
- Baumwolltuch, 2-bis 3-fach gelegt (ca. 15 × 25 cm) als Innentuch.
- Zwischentuch aus Baumwolle oder kleines Handtuch.
- Außentuch aus Wolle, das den Leib umschließt.
- Wringtuch: trockenes Tuch zum Einschlagen und Auswringen des heißen Wickels.
- Wärmflasche.
- Oxalis-Tinktur 20 %, verdünnt nach Angaben der Packungsbeilage mit heißem Wasser.

### Durchführung

- Man gibt die heiße, verdünnte Lösung in eine Schüssel.
- Das zusammengerollte Innentuch wird hineingetaucht bis es vollgesogen ist.
- Mit dem Wringtuch die heiße Kompresse sehr gut auswringen und so heiß und trocken wie möglich auf den Oberbauch legen.

- Mit dem Zwischentuch bedecken und dem Wolltuch (um den Oberkörper gewickelt) warm halten.
- Leichte Wärmflasche auflegen.
- Hinlegen und ruhen. Zudecken und die Füße warm halten.

## Dauer

- Etwa 30 Minuten im Bett ruhen.
- Der feucht-warme Bauchwickel darf nicht abkühlen (dann den Wickel entfernen).

## Nachruhe

- Die Tücher abnehmen und 30 Minuten zugedeckt nachruhen.

## Auflage mit Quark

### Indikation und Wirkung

**Indikation**

- Geschwollene Gelenke bei Arthritis oder Arthrose.
- Stumpfe Verletzungen mit Schwellung und Bluterguss.
- Schleimbeutelentzündung.
- Halsschmerzen.
- Mastitis.

**Wirkung**

- Kühlend.
- Abschwellend.
- Adstringierend.
- Schmerzlindernd.

### Material

- Zimmerwarmer Quark, wenn möglich in Bioqualität. (Molke vorher abgießen).
- Holzbrett als Unterlage. Messer oder Spachtel zum Ausstreichen.
- Innentuch aus Baumwolle oder Kompresse in entsprechender Größe.
- Zwischentuch aus Baumwolle (z. B. Molton).
- Außentuch zum Fixieren oder elastischer Verband (z. B. Elastomull).

### Durchführung

- Quark auf dem Innentuch 1 cm dick ausstreichen in der Größe des zu behandelnden Areals.
- Das Tuch von allen Seiten her einschlagen.
- Quarkpackung auf das Anwendungsgebiet mit der einlagigen Stoffseite auflegen.
- Mit dem Zwischen- und Außentuch umhüllen und fixieren.

### Dauer

- Wenn die Auflage sich unangenehm warm anfühlt, Auflage entfernen.
- Anschließend die Haut mit körperwarmem Wasser abwaschen und abtrocknen.

**CAVE** Offene Wunden, Unverträglichkeiten auf tierisches Eiweiß.

## Wadenwickel bei Fieber

### Indikation und Wirkung

**Indikation**

- Fieberzustände z. B. mit Unruhe, Benommenheit, Kopfschmerzen, Kreislaufschwäche. Beine und Arme müssen warm sein.

**Wirkung**

- Entlastend.
- Fieberregulieren.
- Leicht fiebersenkend.

### Material

- ½ Zitrone.
- Wasser, Temperatur: 2 °C **unter** der gemessenen Körpertemperatur.
- Schüssel.
- Tasse.
- Zwei Innentücher (Leinen, Küchenhandtuch) die 1,5 × um den Unterschenkel passen und Unterschenkellänge haben.
- Zwei Außentücher, am besten aus Molton oder Wolle oder lange Wollkniestrümpfe.

### Durchführung

- Das Bett mit einem dicken Handtuch oder Gummituch vor Nässe schützen.
- Wichtig: Bei kalten Füßen und Beinen dürfen keine kalten Wadenwickel gemacht werden!
- Die halbe Zitrone mit der Schnittfläche nach unten in eine Schüssel mit dem temperierten Wasser legen.
- Von oben mit einer Tasse ausdrücken, Zitronensaft und ätherisches Öl aus der Schale gelangen so in das Wasser.

- Zitronenhälfte entfernen und die zusammengerollten Innentücher in das Zitronenwasser legen.
- Innentuch vollsaugen lassen und anschließend sehr gut auswringen.
- Den Unterschenkel vom Fuß her eng umwickeln.
- Mit dem Außentuch/Wollstrumpf straff umwickeln und fixieren.
- Patienten zudecken.

## Dauer

- 10–20 Minuten.
- Die Tücher abnehmen bevor sie warm und trocken werden.
- Vorgang bei Bedarf dreimal wiederholen.
- Die Tücher vor jedem weiteren Wickelgang gut auswaschen.

## Nachruhe

- Patienten zudecken und ruhen lassen.

**CAVE** Nicht bei Schüttelfrost bzw. im Fieberanstieg (Beine und Arme sind kalt).

# Teil 5
# Anhang

## Literatur

Bahlmann B. Pflege daheim. Salumed Verlag, Berlin 2010 (kostenloser Download Salumed-Verlag)

Bauer G, Emde B, Glöckler M u. a. Komplementärmedizin. 2. Aufl., Deutscher Apotheker Verlag, Stuttgart 2012

Emde B, Glöckler M u. a. Komplementärmedizin für Kinder. Deutscher Apotheker Verlag, Stuttgart 2012

Gesellschaft Anthroposophischer Ärzte in Deutschland; Medizinische Sektion der freien Hochschule für Geisteswissenschaft Dornach (Hrsg.).

Girke M. Innere Medizin. 2. Aufl., Salumed Verlag, Berlin 2012

Girke M. Geriatrie. Salumed Verlag, Berlin 2014

Glöckler M (Hrsg.). Anthroposophische Arzneitherapie. 1. Aufl. mit 5. Akt.lfg., Wissenschaftliche Verlagsgesellschaft, Stuttgart 2014

Glöckler M, Göbel W. Kinder-Sprechstunde. 21. Aufl., Verlag Urachhaus, Stuttgart 2018

Heine R. Anthroposophische Pflegepraxis. 4. Aufl., Salumed Verlag, Berlin 2017

Jachens L. Dermatologie. Salumed Verlag, Berlin 2011

Jachens L. Hautkrankheiten ganzheitlich behandeln. 4. Aufl., Verlag Urachhaus, Stuttgart 2015

Kranich EM. Der innere Mensch und sein Leib. Verlag Freies Geistesleben, Stuttgart 2003

Lennecke K, Hagel K. Selbstmedikation. 6. Aufl., Deutscher Apotheker Verlag, Stuttgart 2016

Maris B. Frauenheilkunde und Geburtshilfe. Salumed Verlag, Berlin 2012

Pedersen PA, Meyer U. Anthroposophische Pharmazie. 1. Aufl., Salumed Verlag, Berlin 2017

Pelikan W. Heilpflanzenkunde Bd. 1–3. 8. Aufl., Verlag am Goetheanum, Dornach (Schweiz) 2012

Runte HR. Und an den Zähnen hängt der Mensch. Band 7a und 7b. 2. Aufl., Gesundheitspflege initiativ, Esslingen 2004

Schramm H. Heilmittel der anthroposophischen Medizin. Urban & Fischer Verlag, München 2009

Soldner G, Stellmann M. Individuelle Pädiatrie. 5. Aufl., Wissenschaftliche Verlagsgesellschaft, Stuttgart 2018

Soldner G, Vagedes J. Das Kinder-Gesundheitsbuch. 9. Aufl., GU-Verlag, München 2013

Sommer M. Heilpflanzen. Verlag Urachhaus, Stuttgart 2018

Sommer M. Metalle und Mineralien als Heilmittel. Verlag Urachhaus, Stuttgart 2018

Sommer M. Grippe und Erkältungskrankheiten natürlich heilen. 2. Aufl., Aethera Verlag, Stuttgart 2009

Sonn A. Wickel und Auflagen. 4. Aufl., Thieme Verlag, Stuttgart 2014

Uhlemayr U, Wolz D. Wickel und Auflagen. Deutscher Apotheker Verlag, Stuttgart 2018

Vademecum Anthroposophische Arzneimittel. 4. Aufl., Gesellschaft Anthroposophischer Ärzte in Deutschland, Filderstadt 2017

Vogel HH. Wege der Heilmittelfindung Band 1 und 2. Salumed Verlag, Berlin 2019

Vogel HH. Die vier Hauptorgane – Herz, Niere, Leber, Lunge. Salumed Verlag Berlin 2005, (kostenloser Download)

Vogel HH. Organe der ICH-Organisation. Salumed Verlag Berlin 1996, (kostenloser Download)

Wolff O. Grundlagen einer geisteswissenschaftlich erweiterten Biochemie. 2. Aufl., Verlag Freies Geistesleben, Stuttgart 2013

## Online

www.pflege-vademecum.de

www.anthromedics.org/praxis

## Firmenliteratur

Beratungshandbuch für die Apotheke 2017. 10. Aufl., Weleda AG, Schwäbisch Gmünd 2017

Erkrankungen im Kindes- und Jugendalter. 6. Aufl. Weleda AG, Schwäbisch Gmünd 2019

Hebammen Kompendium. Wala Heilmittel GmbH, Bad Boll 2018

Ratgeber Kindergesundheit. Wala Heilmittel GmbH, Bad Boll 2018

Ratgeber Natürlich gesund. Wala Heilmittel GmbH, Bad Boll 2018

Ratgeber Schwangerschaft und Stillzeit. Wala Heilmittel GmbH, Bad Boll 2017

Schürholz J, Bopp A. Therapiehandbuch Weleda Arzneimittel und ihre Wirkung. 6. Aufl., Weleda AG, Schwäbisch Gmünd 2020

Wala Arzneimittelverzeichnis. 36. Aufl., Wala Heilmittel GmbH, Bad Boll 2018/2019

Weleda Arzneimittelverzeichnis. 29. Aufl., Weleda AG, Schwäbisch Gmünd 2019

Weleda Ratgeber Gesundheit. 6. Aufl., Weleda AG, Schwäbisch Gmünd 2019

## Weiterführende Adressen

**GAPiD e.V.**
Gesellschaft Anthroposophischer Apotheker in Deutschland e.V.
Hundskapfklinge 25
D-72074 Tübingen
Tel.: 07071/88 95 489
Fax: 07071/96 45 022
www.gapid.de
info@gapid.de

**D.A.M.I.D.**
Dachverband Anthroposophische Medizin in Deutschland
Axel-Springer-Str. 54b
D-10117 Berlin
Tel. 030/28 87 70 94
Fax 030/97 89 38 69
www.damid.de
info@damid.de

**GAÄD**
Gesellschaft Anthroposophischer Ärzte in Deutschland e.V.
Herzog-Heinrich-Straße 18
D-80336 München
Tel.: 089/71 67 776–0
Fax: 089/71 67 776–49
Arzt- und Kliniksuche:
Tel.: 01803/30 50 55
www.gaed.de
info@gaed.de

**Medizinische Sektion am Goetheanum**
Postfach
CH-4143 Dornach 1
Schweiz
Tel.: +41 61 70 64 290
Fax: +41 61 70 64 291
www.medsektion-goetheanum.org
sekretariat@medsektion-goetheanum.ch

**IAAP**
International Association of Anthroposophic Pharmacists
Goetheanum
Medizinische Sektion am Goetheanum
CH-4143 Dornach
Schweiz
Tel.: +41 61 70 64 290
www.iaap.org.uk
iaap@uk2.net

**GESUNDHEIT AKTIV e. V.**
Gneisenaustr. 42
D-10961 Berlin
Tel.: 030/69 56 872–0
Fax: 030/69 56 872–29
www.gesundheit-aktiv.de
verein@gesundheit-aktiv.de

## Sachregister

## B

## C

## D



## E

Anhang

## L



## M

## S

## T



## U



## V

## W



## Z

# Die Autorinnen

## Birgit Emde

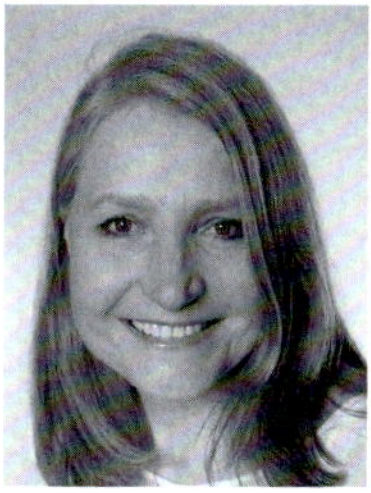

Geboren 1969. Studium der Pharmazie an der Humboldt-Universität in Berlin mit Approbation 1998. Weiterbildung zur Apothekerin und Referentin für Anthroposophische Pharmazie (GAPiD) an der Eugen Kolisko Akademie Stuttgart. Aktives GAPiD-Mitglied und Mitorganisation der GAPID-Akademie. Referentin für Apothekerkammern, GAPiD-Akademie, Heilpraktikerschulen, PTA-Schulen, Firmen, Endverbraucher und in der Apotheke. Angestellt als Apothekerin in einer öffentlichen Apotheke in Ismaning bei München. Autorin in Fachzeitschriften und im Deutschen Apotheker Verlag. Publikationen: „Anthroposophische Arzneitherapie für Ärzte und Apotheker", „Komplementärmedizin für die Kitteltasche", „Komplementarmedizin für Kinder für die Kitteltasche", „Anthroposophische Arzneimittel für die Kitteltasche". Verheiratet und Mutter von zwei erwachsenen Kindern.

## Juliane Riedel

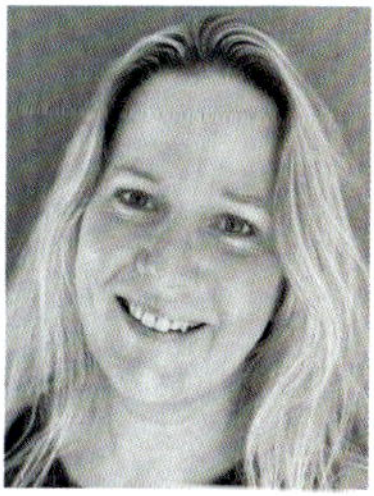

Geboren 1965. Studium der Pharmazie in Marburg, 1990 Approbation zur Apothekerin. 1992 Neugründung einer Apotheke in Köln zusammen mit Ehemann F. Riedel. Weiterbildung zur Apothekerin und Referentin für Anthroposophische Pharmazie (GAPiD), 5 Jahre Vorstandsmitglied in der Gesellschaft für Anthroposophische Pharmazie in Deutschland (GAPiD e. V.), jetzt aktives GAPiD-Mitglied, Schwerpunkt Seminarorganisation. Ab 2005 Referententätigkeiten u. a. für Firmen, Apothekerkammern, GAPiD-Akademie, Großhandel, PTA-Schulen und öffentlichen Apotheken, Moderation und Organisation von Seminaren, Betreuung von Arbeitskreisen. Autorentätigkeiten u. a. für Fachzeitschriften der Firmen Wala, Weleda und für den DAV. Weiterbildung zur „systemisch lösungsorientierten Beraterin", Trainerin für Gewaltpräventions-Projekte an Grundschulen, Mutter von zwei erwachsenen Kindern.